心身性皮肤病学精要
The Essentials of Psychodermatology

原　著　Mohammad Jafferany
　　　　Bárbara Roque Ferreira
　　　　Arsh Patel

主　审　司天梅

主　译　张海萍　谢志强

译　者（按姓氏汉语拼音排序）

柏冰雪　哈尔滨医科大学附属第二医院
程少为　北京市垂杨柳医院
董天祥　昆明医科大学第一附属医院
杜　娟　复旦大学附属华山医院
侯　宇　首都医科大学宣武医院
鞠延娇　山东第一医科大学附属省立医院
刘　煜　中南大学湘雅医院
施　为　中南大学湘雅医院
田亚萍　吉林大学白求恩第一医院
谢志强　北京大学第三医院
许庆芳　中山大学附属第三医院
张广中　首都医科大学附属北京中医医院
张海萍　首都医科大学宣武医院
赵维佳　昆明医科大学第一附属医院
周田田　首都医科大学宣武医院
朱　里　华中科技大学同济医学院附属协和医院

人民卫生出版社
·北京·

First published in English under the title
The Essentials of Psychodermatology
by Mohammad Jafferany, Bárbara Roque Ferreira and Arsh Patel
Copyright ©Mohammad Jafferany, Bárbara Roque Ferreira and Arsh Patel, 2020
This edition has been translated and published under licence from
Springer Nature Switzerland AG.

图书在版编目（CIP）数据

心身性皮肤病学精要 /（美）穆罕默德·贾弗拉尼
（Mohammad Jafferany），（比）芭芭拉·罗克费雷拉
（Bárbara Roque Ferreira），（美）阿尔什·帕特尔
（Arsh Patel）原著；张海萍，谢志强主译 . —北京：
人民卫生出版社，2023.6
ISBN 978-7-117-34812-6

Ⅰ. ①心… Ⅱ. ①穆… ②芭… ③阿… ④张… ⑤谢
… Ⅲ. ①神经性皮肤病 – 研究 Ⅳ. ① R758.3

中国国家版本馆 CIP 数据核字（2023）第 092357 号

人卫智网	www.ipmph.com	医学教育、学术、考试、健康，购书智慧智能综合服务平台
人卫官网	www.pmph.com	人卫官方资讯发布平台

图字：01-2021-5454 号

心身性皮肤病学精要
Xinshenxing Pifubingxue Jingyao

主　　译：张海萍　谢志强
出版发行：人民卫生出版社（中继线 010-59780011）
地　　址：北京市朝阳区潘家园南里 19 号
邮　　编：100021
E - mail：pmph @ pmph.com
购书热线：010-59787592　010-59787584　010-65264830
印　　刷：三河市宏达印刷有限公司
经　　销：新华书店
开　　本：710×1000　1/16　　印张：10
字　　数：158 千字
版　　次：2023 年 6 月第 1 版
印　　次：2023 年 6 月第 1 次印刷
标准书号：ISBN 978-7-117-34812-6
定　　价：59.00 元
打击盗版举报电话：010-59787491　E-mail：WQ @ pmph.com
质量问题联系电话：010-59787234　E-mail：zhiliang @ pmph.com
数字融合服务电话：4001118166　E-mail：zengzhi @ pmph.com

中文版序

随着现代生物医学模式和疾病多因素理论的发展,心身疾病日益受到广泛重视。心身皮肤病学是心身医学的疾病理念、诊疗模式和研究方法与皮肤病学高度融合发展起来的新兴学科,旨在倡导从"生物 - 心理 - 社会"模式认识和诊疗皮肤疾病。大量的基础和临床研究发现,各类负性的精神因素在皮肤病的发生、发展和预后中发挥着重要作用,应激 - 神经 - 免疫 - 皮肤病模型是其重要的病生理机制之一。而皮肤病也是个体的一种负性精神因素,长期的负性精神因素可能加重患者罹患如抑郁症、焦虑症等精神疾病,进一步加重和恶化皮肤病患者的不良预后。因此,心身皮肤病学的诊疗模式,除了治疗患者皮肤疾病的病生理异常、同时还考虑了患者的心理特征以及患者所处的家庭及社会环境在皮肤病发生和发展中的作用,这种诊疗新模式有助于为患者定制个体化、综合性的心理生理治疗方案,让患者更受益。心身皮肤病学诊疗模式在皮肤病学领域获得广泛推崇。

心身皮肤病学在我国尚属于起步阶段。首都医科大学宣武医院皮肤科张海萍教授,任中国心理卫生协会心身医学专委会委员,率先在我国开展心身皮肤病学诊疗模式探索,积累诊疗经验和知识,多次在心身医学专委会培训论坛和年会上进行推广培训,获得大家一致认同和好评。近几年来,张教授组织皮肤病学等领域相关专家共同翻译出版了《心身性皮肤病临床案例》《心身性皮肤病:皮肤病的心理影响》《应激与皮肤疾病——从基础到临床》,让更多的皮肤科、心身医学科同道了解心身皮肤病学的理念和机制,作为一名精神科医生,我也受益良多。今年张教授结合国际进展和临床实践经验,继续组织专家们翻译出版《心身性皮肤病学精要》,将进一步补充心身皮肤病学相关理论知识和实践案例,相信本书同样会获得我国皮肤科、心身医学科和精神科同道的热烈欢迎,有助于提高心身医学科和皮肤科专业人员的实践水平。

我非常荣幸受张教授邀请,为本书写序。我非常高兴向全国皮肤科、心身医学科和精神科专业同道推荐本书,相信大家都能从本书中获益,帮助到更多的患者。

司天梅

北京大学第六医院

2023 年 2 月

中文版前言

　　心身性皮肤病学是一个正在迅速发展的学科,越来越多的皮肤科医生开始关注到精神心理因素与皮肤病的关系,对心身性皮肤病学的兴趣也在不断增加。尽管如此,相较于国外日趋成熟的理论体系,国内在心身性皮肤病的诊治和研究方面还处在初级阶段,皮肤病患者的心身因素仍然未被有效地识别,对皮肤病心身后果的防治明显不足。

　　本书的独到之处在于从精神科医生的视角阐释心身性皮肤病的内涵——"神经科学和哲学之间的精神病理学乃是心身性皮肤病学的基础"。作者 Mohammad Jafferany 医生一直以来不遗余力地致力于心身性皮肤病理论的推广与普及,在本书中,他特别详细地阐释了常见的心身性皮肤病与精神病理的联系,提出了主要的心身性皮肤病的分类框架和评估心身性皮肤病的方法,介绍了精神药物和心理治疗策略。

　　本书传达了心身性皮肤病学的主要概念,框架清晰,内容实用,适合所有为皮肤病患者提供诊疗服务的皮肤科医生、精神科医生、全科医生以及心理从业人员查阅。译者们相信,通过阅读本书并将心身医学的理论运用于皮肤科的临床实践,必将在一定程度上推动我国心身性皮肤学的发展。同时,本书也面向医学生、住院医生和研究员,可以作为心身性皮肤病学这一新的医学亚专业的继续教育的参考书,帮助医生们从更广的维度考察皮肤病的病因和影响皮肤病转归的因素,及时给患者以正确有效的治疗。

　　本书的译者均为在相关领域工作的具有丰富临床经验和研究积累的皮肤科精英。同时,为了确保专业性,每一位译者身边的神经科、精神科及心理专业的同行在本书的翻译过程中,都给予了无私的和特别专业的支持与建议。我们深知由于译者水平有限,有些专业名词尚缺乏规范、统一的中文术语,某些内容翻译仍存在不尽如人意之处,真诚地希望各位专家、学者提出宝贵的意见。

张海萍

首都医科大学宣武医院

2023 年 2 月

原著致谢

本书献给所有鼓励和启发我编写这本心身性皮肤病学手册的人。希望已经表述了所有的信息。感谢 Ferreira 博士和 Patel 医生的不懈努力和帮助。阿尔伯特·爱因斯坦曾经说过:"不必拼力去做一个成功的人,而应努力成为一个有价值的人。"

——Mohammad Jafferany

本书献给我的院长、同事和心身性皮肤病学界的同仁。特别感谢 Jafferany 博士,感谢他的鼓励和替人分担工作,以及他对皮肤病学这一令人惊叹的分支学科的浓厚兴趣。感谢所有我曾有幸在心身性皮肤病学领域遇见并帮助过的患者,正是他们,每天都在持续点燃我对心、脑与皮肤之间联结的热情。

—— Bárbara Roque Ferreira

有幸成为:　　　　　　　衷心感谢:
一个有翅膀的人　　　　　我充满爱的家庭
一个学会飞行的人　　　　我智慧卓越的导师
一个与同伴翱翔的人　　　我不可思议的朋友

——Arsh Patel

(侯宇 译,张海萍 校)

原著序

　　心身性皮肤病学是介于皮肤病学、精神病学和心理学之间的交叉学科。虽然对皮肤与精神心理这一双向关系感兴趣的学者及专业人士已经组成了一些学术组织，如北美心身皮肤医学会及欧洲皮肤病学和精神病学协会，但心身性皮肤病学的作用仍然被明显低估，而多年以来，这个领域也一直被主流学术领域所忽视。因此，有必要从多个方面开展心身性皮肤病学的继续教育。然而在大多数国家的皮肤科住院医师培养体系中，尚未包含心身性皮肤病学的内容。皮肤病学是医学的一个特殊分支，皮肤病变的可见性有时可以导致明显的精神困扰，因而皮肤的作用至关重要。此外，众所周知，应激可引发和／或加剧多种皮肤疾病，如特应性皮炎或斑秃。一些精神障碍会表现为皮肤问题或有明确的皮肤病变。我们几乎每天都要与患者打交道，是否已经做好为他们提供医学服务的充分准备？很显然，我认为在我们日常的临床实践中，至少了解一些心身性皮肤病学的基础知识，既重要又将极有帮助。

　　有鉴于此，听闻《心身性皮肤病学精要》将要出版时，我喜出望外。本书由跨学科的专家团队编写，完全可以满足从事心身皮肤医学等皮肤科和所有其他健康专业人士的期望。相信我们都将从中受益。本书有助于理解皮肤和精神心理之间的复杂关系，可以指导心身性皮肤病患者的诊治。

　　本书精练而全面，涵盖了心理神经免疫内分泌学和皮肤病学、精神病学的所有重要方面的主要原则，带领读者洞悉当前心身性皮肤病学的分类、各种临床场景，最后以治疗方法结束，我对作者们表示敬意。很高兴看到有专门的章节介绍对心身性皮肤病患者进行评估的方法，包括基本的量表和问卷。治疗部分简要介绍了精神药物以及心理治疗的基础知识，很有参考价值。

　　相信本书定会受到所有为心身性皮肤病患者提供服务的健康专业人员
的好评。它填补了本领域的空缺,对初学者和有一定理论基础的同道都会有
所帮助。本书让我们有理由期待:"皮肤科医生也可以在心身性皮肤病学领
域具有更多的经验"。我们越来越意识到整体医学思维是治疗获得成功的关
键。真诚希望这本结构上极为实用的手册,可以引导同仁们更多地参与到心
身性皮肤病的联合诊治实践中来。

Jacek C. Szepietowski

皮肤性病与过敏性疾病科

波兰弗罗茨瓦夫医科大学,弗罗茨瓦夫,波兰

(侯宇 译,张海萍 校)

原著前言

　　一直以来，皮肤和精神心理之间的相互作用都被严重低估。了解和管理心身性皮肤病的关键是明晰心理因素对皮肤病的影响以及皮肤病引起的精神困扰（进而影响患者的生活质量）。对患者进行全面的检查与评估有助于正确理解心身性皮肤病。使用生物 - 心理 - 社会模型，可以更好地解释心身性皮肤病的易感因素、诱发因素、维持因素、保护因素以及疾病的表现形式，对于患者的长期管理和提高治疗依从性都将产生极大的帮助。近年来心理神经免疫学的基础研究取得的进展，为心身性皮肤病的治疗开辟了新的前景，并随之改善了心身性皮肤病患者的生活质量。由于缺乏相关的常识或不了解任何公共健康教育资源，患者和医生常常忽略与皮肤病相关的压力或心理因素的作用，这是本学科发展目前所面临的主要困难之一。与此同时，令人遗憾的是在研究生培养和住院医师培训项目中，对这样一个介于皮肤病学、精神病学和心理学之间的重要的亚专科仍然没有给予足够的重视。目前在美国，也只有少数几个心身性皮肤病中心。北美心身皮肤医学会是美国唯一致力于心身皮肤医学知识传播的专业组织，每次年会都专门安排面向医学生和住院医生的专题讲座。鉴于培训项目和教育活动有限，以及目前尚存的巨大的知识鸿沟，我们决定编写一本手册，特别考虑了要针对青年医生、医学生、住院医生和研究员的需求。希望本书可以激发起年轻的专业人员对心身性皮肤病学这一令人兴奋的医学亚专业的兴趣。如果能够对皮肤与精神、心理的联系产生更深的理解,唤起对此领域进一步培训和教育的需求,即为所有作者编写此书之目的。

萨吉诺,密歇根州,美国　　　　　　Mohammad Jafferany

穆斯克龙和里斯本,比利时和葡萄牙　Bárbara Roque Ferreira

温斯顿塞勒姆,北卡罗来纳州,美国　　Arsh Patel

（侯宇 译,张海萍 校）

目 录

第一章
绪论：研究心身性皮肤病学的意义及相关专业群体

心身性皮肤病学概述

心身性皮肤病是皮肤病学中的相对较新的一个领域,大脑 - 皮肤关系的研究推动了本学科的发展。近年来全球范围的研究不断涌现,特别是 21 世纪以来,与临床的密切联系与相关实践开始受到关注。其实,心身性皮肤病这一概念的历史,可以追溯到很久以前 [1]。

我们可以从古代的文献中发现关于皮肤病与精神病理和心理应激相关的表述。例如,倡导将医学从宗教中分离出来进行研究与实践的希腊医生希波克拉底(公元前 469—前 370 年),主张应通过逻辑和理性的机制分析临床症状,而非简单地归因于上帝的惩罚 [2,3]。正如希波克拉底所言:"人们说上帝在主宰,是因为对疾病的无知" [2]。联想当下在心身性皮肤病学领域也存在类似的情况,这句话可以理解为:对于一些缺乏客观表现的皮肤病患者的症状,有些医生一直忽视患者的主诉,试图让患者相信自己并没有医学问题。这种现象的本质和古代把医学问题归因于上帝的惩罚一样,是由于医生本人缺乏知识造成的。这样的医学模式会加重那些缺乏客观临床特征的皮肤病患者的社会心理负担,增加他们的不安,令他们产生无药可救的感觉 [4]。

希波克拉底被全世界公认为现代医学之父 [2,3]。实际上,正是他提出了人体协同工作的各个部分在疾病发生的过程中也彼此相互关联 [3]。他认为医学并非神学,也存在逻辑和理性的分析、解释,这种观点极大地推动了医学的发展。此外,他还指出医患关系的微妙之处 [2]。在皮肤病学方面,希波克拉底记录了一些心身性皮肤病的案例，其中有些甚至是近年才被命名的疾病，如抠皮症，以及更具体的拔毛癖、挠头症："必须注意患者究竟是拔除头发还是不断抓挠"[3]。

希波克拉底的名言"为善或者至少不要伤害"以及"生命短暂，学术无涯"，强调了广博的知识对于最佳临床实践的重要性，时至今日，仍然影响着现代医学[2]。在心身性皮肤病学领域，社会心理问题与皮肤症状以及皮肤病密切相关，这些理念意味着掌握与患者恰当沟通及正确处理细节的能力非常重要。

心身性皮肤病是皮肤病学中的一个分支，皮肤症状既可以是精神共病、社会心理问题的原因，也可以是其结果，三者间的关系极为密切，是跨越皮肤病学、精神病学、心理学、神经科学、社会学和美学多个领域的交叉学科。有些皮肤病会对身体意象产生重大影响，从而使患者产生病耻感（stigmatization）。Ervin Goffman 首次提出"污名"（Stigma）的概念，这主要是一个社会学的研究内容，用于描述他人的反应导致个体产生被排斥、不完美、内疚或羞耻的感觉，破坏个体正常的身份感[5,6]。此外，由于普通大众缺乏对常见皮肤病的了解，似乎会导致手上有银屑病皮损的患者产生更多的病耻感，分析原因可能与多数人怕被传染有关[6,7]。另外，一些求美者本身就存在如躯体变形障碍等原发性的精神病理问题，而美容手术却常常会导致其精神症状的加重[8]。

除了皮肤病学、精神病学和社会学，心身性皮肤病学还涉及基础研究领域。若想阐明包括斑秃、银屑病、心因性瘙痒等在内的各种心理生理性皮肤病的病理生理学机制，就需要深入了解中枢神经系统与皮肤之间的相互作用，并明确相关的免疫学以及内分泌学的概念[9,10]。

为什么要研究心身性皮肤病学？本书的目标读者群

皮肤科和全科

需要强调的是，不应把心身性皮肤病仅仅看作是一个在这里讨论的皮肤病学和精神病学的临床亚专业或者科学分支。实际上，心身性皮肤病的患者不仅就诊于皮肤科、精神科诊所以及心理咨询室，在全科以及临床各科都可以见到，前面已经提到，患者可能在整形科或者普外科接受手术（如躯体变形障碍患者），可能在妇科和泌尿科（如外阴痛、龟头痛或其他皮肤感觉障碍患者），也可能在感染科或者内科（如寄生虫妄想患者，他们竭尽全力地做各种检查来找出"寄生虫"）以及儿科（如拔毛癖，一种出现于儿童的脱发疾病，需要和斑秃进行鉴别诊断）就诊。

综上所述，可以说心身性皮肤病不仅仅是皮肤科中一个非常重要的亚专科，需要皮肤科医生予以更多的关注和研究，实际上，更应将其视为一个医学的亚专业，至少应该让全科医生有所了解，以便及时发现问题并转诊至心身性皮肤病专科。我们应该意识到，这些患者的生活质量、社交、工作等多个方面都可能受到严重的影响，有许多心理问题[11]。这些患者常常在"逛医"中消失，他们辗转在各个专科，四处求医只为找到可以解决他们病痛的良方，结果却发现没有医生能够真正地理解自己，皮肤症状的社会心理反应不断增多，逐渐形成一个恶性循环。考虑到这些患者大多首诊于全科，然后才被转诊至不同的专科，因此本书所阐述的医学问题与全科医生密切相关，可以让医生们更好地识别各种心身性皮肤病的情况，以便在适宜的时间进行恰当的转诊。

英国皮肤科医师协会工作组对英国的全国调查的结果显示：3%的皮肤病患者存在原发性精神障碍，8%的患者因皮肤疾病而出现继发性精神病理状况，14%患者的皮肤问题因其心理状况而加重，17%的患者需要心理干预来缓解继发于其皮肤问题的社会心理障碍，已证实85%的皮肤病患者存在明显的心理问题[12]。来自全球范围的心身性皮肤病学的研究越来越多，涵盖了临床表现、病理生理机制、精神共病及其对生活质量的影响等多个方面。近年来通过这些相关的科学研究，皮肤科实践者对心身性皮肤病的认识也在逐渐提高，表现为对心身性皮肤病学的兴趣增加，世界各地的心身性皮肤病专科门诊和诊所也越来越多[12,13]。尽管如此，目前，皮肤病患者的心身因素仍然被大大低估、治疗不足，让皮肤科医生更好地认知心身性皮肤病重要性的工作还任重而道远[14,15]。可以说，如果皮肤科医生不能很好地认识到这些情况，问题就很严重，因为患者也会咨询其他专业的医生并寻求诊治。因此，我们想通过本书传达心身性皮肤病学的主要概念，不仅针对皮肤科医生，更面向所有可能为这些患者提供诊治的医生，为你们提供最新的、简明的实用知识，帮助医生们识别和治疗这些患者。

医学无法解释的皮肤症状、问题与疾病

如前所述，由于缺乏兴趣和了解，医生们仍然没有很好地认知与皮肤病有关的社会心理问题。面对缺乏客观解释及客观体征的皮肤症状，即传统上所谓的"医学无法解释的皮肤症状"，讨论这个问题就显得非常重要。其实，研究心身性皮肤病是个非常有趣的过程，即使在传统上属于非常直观的专业——皮肤科，医生可以"看见"患者的问题，并能够准确地进行评估。但是，皮肤"看不见"的状况同样非常重要，有时甚至更难以治疗。治疗困难首先是因为这个问题并未在临床实践中得到普遍的认可，人们习惯性地认为所有的皮肤症状都可以进行客观的解释，可以通过皮肤检查或者其他的辅助检查方法进行诊断。疾病（disease）和不适（illness）是不同的概念，准确地说，疾病具有客观的病因和（或）具体的临床表现；不适则指一种不可见和（或）缺乏客观的病理生理机制或我们尚不知如何客观解释的状况 [4,16,17]。

同样，在皮肤科，心身性皮肤病让我们知道，一些有明显不适的皮肤病患者，其症状可能既看不到，也无法检查或解释。更棘手的是，甚至缺乏潜在的客观的精神病理问题。最后这点很重要，值得深入分析和讨论。实际上，对皮肤病患者的心身因素和状态进行肤浅的分析会导致错误的理念：认为找一位精神科医生管理这些患者就足够了。如前文所述，并非所有的心身性皮肤病患者的症状都可以通过一个对应的精神心理问题进行解释。事实上，在美国的临床实践中，对心身性皮肤病的错误认知有时会使医生过度地解读精神心理因素，反而导致患者产生社会心理应激，继发社会心理共病，直接加重患者的皮肤症状。心理 - 神经 - 内分泌 - 免疫研究中已经证实，心理应激会使瘙痒等皮肤症状恶化、加重 [18]。这里举一个无法用精神病理直接解释的皮肤症状的例子：有些瘙痒的患者既没有原发的皮肤疾病（如特应性皮炎等可能导致瘙痒的皮肤病），也没有可以引起瘙痒的其他器质性病变（如慢性肾脏疾病），最终可能呈现为"敏感性皮肤"，这种状况可以用皮肤中游离的神经末梢发生的变化来解释 [19]。心身性皮肤病领域积累的经验可以帮助我们识别疾病的多种状态：有些可能缺乏特定的临床体征，有些可能无法客观地解释，也

有些不会显现出其潜在的主要精神心理障碍，即便如此，皮肤症状给患者造成的痛苦也可能导致患者出现精神病理问题。

精神科和心理科

精神科医生也需要学习心身性皮肤病学的内容，最好再进一步熟悉皮肤科的基本概念，包括了解皮肤病的原发性和继发性损害，以便运用于临床诊疗以及指导皮肤护理，特别是针对心身性皮肤病的精神科类药物和其他系统性治疗。

此外，心身性皮肤病学与心理学也有着极为密切的联系，心理医生应该学习心身性皮肤病学的基本知识，特别是不同的心身性皮肤病状况以及与之相关的皮肤病学常识。这将有助于他们更有能力洞察患者的状况，明确如何帮助患者，更好地选择适宜的心理干预和心理治疗，如认知行为治疗或精神动力学治疗，帮助患者更好地应对病情，更好地理解和处理背后的社会心理影响及深在的原因。此外，精神分析学家一直重视出生后的母子关系，亲子关系失调及与之相关的肌肤接触和皮肤护理不足，不但对心身性皮肤病患者的童年，甚至对其后多个维度的生活都有着深刻的影响。法国精神分析学家 Didier Anzieu 通过"皮肤 - 自我"的隐喻来解释孩子形成精神层面的自我，并将其投射到身体表面（皮肤）的过程。最初孩子与母亲的身体接触是建立关系的核心，在心理学上极为重要，因而心理冲突可表现为皮肤症状，这也是心身医学的基础 [20,21]。

需要强调的是，心身性皮肤病学的相关知识与儿科也有关联。在儿科，可以采取家庭动力学进行分析及治疗。此外，有些情况在儿童和青少年时期更为常见，例如拔毛癖。值得注意的是，导致原发性皮肤病的心理应激也是触发心身性皮肤病的诱因，两者常常并存，因此必须首先排除原发性皮肤病。例如斑秃：与斑秃相关的社会心理应激触发了拔毛或抠皮的行为 [22,23]。

早在心身性皮肤病作为亚专科建立之初，就一直关注心理应激对皮肤的影响及其对皮肤病的作用。心身性皮肤病学之父 Herman Musaph 在其《瘙痒与搔抓：皮肤病学中的精神动力学》（*Itching and Scratching: Psychodynamics in Dermatology*）一书中，通过临床案例，采用精神分析理念展示了心理背景、社会、家庭和皮肤疾病之间的联系 [24]。例如，我们可以在白癜风（一种皮肤黑素细胞消亡的皮肤病）患者身上发现因丧失或死亡引发的死亡焦虑或者潜意识中对死亡的恐惧的社会心理背景。

精神动力学引入了更深层次的思考，展示了心身性皮肤病学同时也是一个涉及哲学的话题，其实这也非常容易理解，因为处于神经科学和哲学之间的精神病理学乃是心身性皮肤病学的基础[25]。

总结与反思：哲学和心身性皮肤病学

"如果没有意识，心身问题就不会如此引人入胜；而有了意识，似乎就看不到希望。人们对意识心理现象最重要和最典型的特征知之甚少。"这句话来自托马斯·内格尔（Thomas Nagel）的一篇非常著名的论文《作为一只蝙蝠是什么感觉？》（*What Is It Like to Be a Bat?*）。在论文中，他讨论了想要彻底理解"成为另一个具有意识的生命体""像另一生命体一样想象""人到底是什么"这些问题的难度[26]。

了解心身性皮肤病的基本知识，有助于更好、更深入地理解并分析从临床实践到理性哲学的一些基本问题，包括诸如：从每一个临床病例深层的心身联系推及生理机制与心理状况相平行的关系的意义，皮肤作为内外环境交界的意义，每个家庭单元和每一个社会关系的意义，一种病理行为和皮肤症状共存的意义，意义的真正意义，以及为什么"心"会影响到"身"？

（程少为 译，张海萍 校）

参考文献

1. Jafferany M, Franca K. Psychodermatology: basic concepts. Acta Derm Venereol. 2016;96(217):35–7.

2. Yapijakis C. Hippocrates of Kos, the father of clinical medicine, and Asclepiades of Bithynia, the father of molecular medicine. Review In Vivo. 2009;23(4):507–14.

3. Liddell K. Choosing a dermatological hero for the millennium. Hippocrates of cos (460-377BC). Clin Exp Dermatol. 2000;25(1):86–8.

4. Ferreira BR, Pio-Abreu JL, Reis JP, Figueiredo A. Medically unexplained dermatologic symptoms and psychodermatology. J Eur Acad Dermatol Venereol. 2018;32(12):e447–8.

5. Orion E, Wolf R. Psychologic consequences of facial dermatoses. Clin Dermatol. 2014;32(6):767–71.

6. Hawro M, Maurer M, Weller K, Maleszka R, Zalewska-Janowska A, Kaszuba A, Gerlicz-Kowalczuk Z, Hawro T. Lesions on the back of hands and female gender predispose to stigmatization in patients with psoriasis. J Am Acad Dermatol. 2017;76(4):648–54.

7. Krueger G, Koo J, Lebwohl M, Menter A, Stern RS, Rolstad T. The impact of psoriasis on quality of life: results of a 1998 National Psoriasis Foundation patient-membership survey. Arch Dermatol. 2001;137:280–4.

8. Houschyar KS, Philipps HM, Duscher D, Rein S, Weissenberg K, Nietzschmann I, Maan ZN, Pyles MN, Siemers F. The body dysmorphic disorder in plastic surgery – a systematic review of screening methods. Laryngorhinootologie. 2019;98(5):325–32.

9. Honeyman JF. Psychoneuroimmunology and the skin. Acta Derm Venereol. 2016;96(217): 38–46.

10. Orion E, Wolf R. Psychological stress and epidermal barrier function. Clin Dermatol. 2012;30(3):280–5.

11. Sanclemente G, Burgos C, Nova J, Hernández F, González C, Reyes MI, Córdoba N, Arévalo Á, Meléndez E, Colmenares J, Ariza S, Hernández G, Asociación Colombiana de Dermatología y Cirugía Dermatológica (Asocolderma). The impact of skin diseases on quality of life: a multicenter study. Actas Dermosifiliogr. 2017;108(39):244–52.

12. Marshall C, Taylor R, Bewley A. Psychodermatology in clinical practice: main principles. Acta Derm Venereol. 2016;96(217):30–4.

13. Goyal N, Shenoi S, Prabhu SS, Sreejayan K, Munoli R, Rai S. Psychodermatology liaison clinic in India: a working model. Trop Dr. 2018;48(1):7–11.

14. Elpern DJ. Darkness visible: psychocutaneous disease. South Med J. 2010;103(12):1196.

15. Ferreira BR, Pio-Abreu JL, Reis JP, Figueiredo A. First psychodermatologic clinic in a Portuguese Department of Dermatology. J Eur Acad Dermatol Venereol. 2019;33(3):e119–20.

16. Elpern DJ. Medically unexplained dermatologic symptoms: hiding in plain sight? J Eur Acad Dermatol Venereol. 2018;32(7):e265–6.

17. Elpern DJ. Medically unexplained dermatologic symptoms still a problem. J Eur Acad Dermatol Venereol. 2018;32(12):e449.

18. Misery L, Dutray S, Chastaing M, Schollhammer M, Consoli SG, Consoli SM. Psychogenic itch. Transl Psychiatry. 2018;8(1):52.

19. Misery L. Sensitive skin, reactive skin. Ann Dermatol Venereol. 2019;146(8–9):585–91.

20. Werbart A. "the skin is the cradle of the soul": Didier Anzieu on the skin-Ego, boundaries, and boundlessness. J Am Psychoanal Assoc. 2019;67(1):37–58.

21. Anzieu-Premmereur C. The skin-Ego: dyadic sensuality, trauma in infancy, and adult narcissistic issues. Psychoanal Rev. 2015;102(5):659–81.

22. Sah DE, Koo J, Price VH. Trichotillomania. Dermatol Ther. 2008;21(1):13–21.

23. França K, Kumar A, Castillo D, Jafferany M, Hyczy da Costa Neto M, Damevska K, Wollina U, Lotti T. Trichotillomania (hair pulling disorder): clinical characteristics, psychosocial aspects, treatment approaches, and ethical considerations. Dermatol Ther. 2019;32(4):e12622.

24. Musaph H. Itching and scratching: psychodynamics in dermatology. Philadelphia: F.A. Davis Company; 1964.

25. Ferreira BR. La conexión mente-cuerpo, el núcleo de psicodermatología: um viaje por la historia del pensamento filosófico. Med Cutan Ibero Lat Am. 2016;44(3):240–3.

26. Nagel T. What is it like to be a bat? Philosophical Rev. 1974;83(4):435–50.

第二章
皮肤与心理：心理神经免疫内分泌学

引言：心理神经免疫内分泌学、应激与皮肤

心理神经免疫内分泌学融合了心理应激机制以及神经科学、内分泌学和免疫学方面的最新研究进展，深入揭示了人类行为对疾病的发生和转归的影响[1]。在剖析心理应激对疾病和不适的影响时，主要难题是明确我们要研究和分析的应激源，包括急性和慢性应激。急性和慢性应激都可以影响疾病的发展，其中涉及神经、激素和免疫通路。2018 年建立了首个啮齿动物模型，用于研究慢性应激对寿命的影响，该研究客观地证实了慢性应激与发病率以及死亡率之间的联系[2]。

许多心身性皮肤病的诱发或加重都与急性或慢性应激有关，称为心理生理性皮肤病。慢性应激对皮肤病患者（如银屑病）的影响包括导致继发的、持续的焦虑和抑郁症状，反之这种情绪又可能诱发或加重银屑病的症状。荨麻疹或特应性皮炎等其他的心理生理性皮肤病也有类似情形。临床上可以观察到急性应激引发皮肤疾病的各种案例，如 Marie Antoinette 综合征，国内称为"一夜白头"，即头发突然变白，有观点认为这是一种主要累及有色毛囊的斑秃。纵观历史，我们可能会发现一些有趣的记录，通常都与生活中的重大事件相关的急性应激有关。最著名的是上述的法国王后 Marie Antoinette 在走上断头台前的一夜白头[3]。

营养、肠道和心理神经免疫内分泌学

越来越多的证据支持营养在心理健康中的作用，其中既包括营养不足也包括营养过度[1]。基础研究的结果证实了炎症机制与焦虑障碍之间存在的联系，其中促炎性细胞因子白介素 IL-1β 发挥着核心作用。2017 年，Towers 等通过啮齿动物模型证明短期禁食可以通过抑制大脑 caspase-1 的活性触发 IL-1β 抵抗，前额叶皮层、杏仁核和海马体中 caspase-1 活性的降低可改善脑功能、减轻焦虑[4]。啮齿动物试验结果显示：高脂饮食与急性和慢性应激后的焦虑、抑郁症状以及较高水平的皮质酮反应有关，同时伴随交感 - 肾上腺髓质轴的功能障碍[5]；而高度精制碳水饮食则与应激后抑郁和焦虑症状的触发有关[6]。许多研究都证实了营养与心理生理性皮肤病，如寻常痤疮和银屑病等的发病机制有关。痤疮是一种常见的毛囊皮脂腺单位的炎性皮肤病，关于饮食、生活方式与痤疮发病之间的关系的研究，一直都是热点。例如，自从发现巴拉圭和巴布亚新几内亚的原住民没有痤疮以后，开始关注西方饮食与寻常痤疮发生的关系，特别是可导致高胰岛素血症和高胰岛素样生长因子水平的高糖食物[7,8]。胰岛素样生长因子可以增加皮脂腺的活性，后者可以与痤疮丙酸杆菌共同诱导毛囊周围真皮中炎性介质的释放，进而导致粉刺和炎性皮损[7,9]。斑块型银屑病是一种免疫介导的慢性炎症性疾病，最近的系统综述和荟萃分析也证实了先前的研究结论：银屑病与代谢综合征有关[10]。研究还发现，饮食因素可以调控影响基因表达和转录的 microRNAs，进而调节角质形成细胞的增殖和银屑病中炎症因子的释放。例如，白藜芦醇可以降低角质形成细胞和其他促炎细胞中高表达的 microRNA-21（miR-21），降低 IL-1β 和包括 IL-6、IL-8、肿瘤坏死因子 α（TNF-α）在内的促炎细胞因子基因的表达[11]。西方饮食可刺激哺乳动物西罗莫司靶蛋白复合体（mammalian target of rapamycin complex, mTORC）的产生，而白藜芦醇则通过抑制毛囊皮脂腺单位中的 mTORC1，调节角化过度、增生和皮脂腺功能等寻常痤疮中的关键发病因素[7,12]。有趣的是，最近的研究也突显了 mTORC1 在银屑病中的作用，实际上，银屑病皮损中角质形成细胞 mTORC1 似乎一直处于激活状态，并同时伴有角质形成细胞的持续增殖和分化异常[13]。因此，部分心理生理性皮肤病存在着共同的致病机制。

此外,研究显示了维生素在应激反应中的作用,包括维生素 B_1、B_6、B_9、B_{12} 和维生素 D 等的缺乏似乎与焦虑和抑郁症状有关 [1]。在心身性皮肤病学中,舌痛与维生素 B 族的缺乏有关。舌痛是由多种原因导致的一组皮肤感觉障碍,发病机制尚未完全阐明,可能包括围绝经期女性的激素失衡,患者可以表现为包括焦虑和抑郁在内的多种心身症状 [14]。考虑到维生素与焦虑、抑郁的关系,我们认为在由应激引发的其他心身性皮肤病(如抠皮症)中,精神病理状况的发生与维生素之间也可能存在关系。

皮肤科医生 John Stokes 和 Donald Pillsbury 提出的肠 - 脑 - 皮肤理论,有助于理解心理神经免疫内分泌学及其对心身性皮肤病的重要性。该理论包括皮肤、应激和肠道之间的相互关系,引入了涉及乳酸杆菌和双歧杆菌减少的微生物菌群失调的概念,进而引起了关于益生菌与心身性皮肤病相关性的讨论,例如痤疮 [15]。益生菌是被摄入后对健康有益的活细菌,对心理健康产生有益影响的被称为精神益生菌。但是,正如其他作者先前所强调的那样,精神益生菌的定义也包括影响细菌介导大脑作用的多种因素。这样看,双歧杆菌和乳酸杆菌的主要营养来源——半乳糖低聚果糖和低聚果糖,也称益生元,也应归属于精神益生菌门下 [16]。人类肠道微生物组中发现的细菌主要包括:拟杆菌属(波状杆菌,普氏杆菌)、厚壁菌门(瘤胃球菌、梭状芽孢杆菌和真细菌)和放线菌(双歧杆菌)。而其他种类细菌,如乳酸杆菌、链球菌和大肠杆菌的数量很少 [17]。肠 - 脑联系包括肠道神经系统、免疫系统和内分泌系统,彼此受肠道微生态变化调控。精神益生菌可促进短链脂肪酸的合成并对肠道内分泌细胞产生影响;促进产生肠道激素,后者可以迁移到中枢神经系统。此外,益生菌和益生元均可促进肠道中合成包括多巴胺、去甲肾上腺素、5- 羟色胺和 γ - 氨基丁酸在内的多种神经递质,一方面作用于肠道神经系统,同时通过迷走神经,实现肠道 - 大脑联结 [16]。发生心理应激时,糖皮质激素导致肠道屏障功能障碍、微生物菌群失调、促炎机制激活,管腔对促炎介质的摄取增加,其中,被促肾上腺皮质激素释放激素(corticotropin releasing hormone,CRH)激活的肥大细胞起着关键作用 [18]。精神益生菌可以促进糖皮质激素和促炎介质的水平降低,并诱导产生抗炎细胞因子,进而有助于保护血脑屏障和肠道屏障,通过中央淋巴管与大脑相互沟通 [16]。因此,正如基础研究的结论：长期的饮食习惯也会影响肠道微生物群 [19]。

基于以上阐述的机制，有足够的证据表明饮食在心理健康、心理神经免疫内分泌学中发挥作用，在心身性皮肤病的发病机制中发挥作用，正如希波克拉底的那句箴言——"你的食物应该是你的药，你的药物应该是你的食物" [20]。

肥大细胞、HPA 轴、交感神经和胆碱能信号转导

心理应激的过程始于下丘脑室旁核分泌促肾上腺皮质激素释放激素（CRH）生，刺激垂体前叶促肾上腺皮质激素（adrenocorticotropin, ACTH）的产生和分泌，进而促进肾上腺皮质合成、释放皮质醇。该过程的失调与焦虑和抑郁障碍有关，尤其是忧郁型抑郁 [21]。实际上，HPA 轴可刺激 IL-1 β、IL-6 和 TNF-α 的分泌，进而导致抑郁症状加剧 [22]。有趣的是，充分的抗抑郁治疗后，伴高水平 CRH 的 HPA 轴的过度激活趋于正常 [23,24]。

此外，心理应激可以诱发多种慢性皮肤病，同时伴有中枢 CRH-ACTH- 皮质醇的功能失调。皮肤自有一个外周 HPA 轴，越来越多的证据支持其与心身性皮肤病的发病相关。皮肤要面对来自机体内部和外部的各种应激源，其中包括可能影响全身和局部内稳态的物理、化学刺激以及心理应激，此时，皮肤的主要功能是发挥保护和调控作用。基底层的角质形成细胞、外毛根鞘和生长期毛囊的基质均表达 CRH。小鼠模型研究已经证实心理应激与皮肤症状之间存在联系，例如声音应激可导致毛囊提前进入退行期，局部活化的肥大细胞数量显著增加。说明皮肤可以对来自内、外的应激源迅速发生响应 [25]。

肥大细胞在应激、HPA 轴和多种心身性皮肤病的发生之间发挥重要的作用。心理应激后 CRH 的产生和分泌可以诱导激活肥大细胞，进而加速毛囊提前进入退行期，随后毛发脱落，这是心理应激与斑秃之间的关系 [25,26,27]。斑秃是一种自身免疫性、非瘢痕性脱发。流行病学研究表明，斑秃与近期的心理应激性生活事件，或儿童期重大的社会心理影响有关，例如失去近亲或情感虐待、情感忽视 [28]。

此外，肥大细胞及其与 CRH 和应激的联系，在白癜风、寻常性痤疮和银

屑病等心身性皮肤病的发病中也得到验证。白癜风是一种由于黑素细胞的缺失引起的皮肤色素脱失斑。黑素细胞表达 CRH 受体 -1（corticotropin-releasing hormone receptor 1, CRH-R1），可上调前阿黑皮素原（proopiomelanocortin, POMC）和 ACTH 的生成，POMC 负责调控黑素合成[29,30]。皮肤中的 CRH-POMC 通路与皮肤中的 HPA 轴相似，都在皮肤色素调控中发挥重要的作用。最近的研究表明，白癜风患者皮肤中 CRH 和 CRH-R1 的表达增加，增加的程度与患者的心理应激水平正相关；而且不仅在皮损中，在没有脱色的正常皮肤中 CRH 和 CRH-R1 的表达也都升高，提示包括亚临床皮损在内的白癜风患者的所有皮肤都可受累[29]。值得注意的是，白癜风与斑秃、银屑病和寻常性痤疮等其他心身性皮肤病具有多种发病机制，各种因素在疾病发病中的重要性因人而异，需要综合评估不同致病因素在疾病中的作用。目前发现，至少对于某些类型的白癜风，肥大细胞在其中似乎发挥着核心作用[31]，例如与斑秃密切相关的毛囊性白癜风，其主要表现为累及毛囊中的黑素细胞。

至于寻常痤疮，很多研究已证明皮脂腺在外周 HPA 轴中的作用，也解释了心理应激与痤疮发病间的关系。实际上，皮脂腺具有 CRH 以及与应激通路有关的其他递质的受体，即神经肽 Y 和降钙素基因相关肽（calcitonin gene-related peptide, CGRP），参与调节局部脂质合成和雄激素的产生[7, 32]。此外，应激后局部 P 物质增加，刺激皮脂腺导致粉刺形成，肥大细胞参与引发炎症反应[7, 33]。心理应激后 CRH 产生增加，促进雄激素前体转化为睾酮，导致皮损形成，延缓伤口的愈合及痤疮活动性皮损的修复[7]。

反观银屑病，这是一种免疫介导的丘疹鳞屑性皮肤病。研究发现，银屑病皮损中高表达的 CGRP、P 物质和神经生长因子等与应激有关的神经肽，可刺激 T 淋巴细胞、角质形成细胞增殖及肥大细胞活化，是银屑病病情进展的重要病理机制[22]。肥大细胞一直被公认为是过敏性炎症的核心成分，但其作用似乎更多，在银屑病、玫瑰痤疮、特应性皮炎、斑秃或荨麻疹等多种皮肤疾病中发挥作用。玫瑰痤疮是一种以面中部出现皮肤红斑、毛细血管扩张、丘疹或脓疱为特征的慢性皮肤病，这是一种与肥大细胞有关的神经源性炎症，病理改变主要是感觉神经释放炎症介质导致血管扩张[34]。在慢性自发性荨麻疹中，焦虑和抑郁是重要的共病，心理应激可通过影响 HPA 轴活化肥大细胞。此外，实验和临床研究还发现肥大细胞在其他包括银屑病、白癜风、斑秃或特应性皮炎等皮肤病的心理生理机制中发挥作用,主要机制是应激诱导的CRH-ACTH- 皮质醇通路激活肥大细胞,增强其与感觉神经纤维的交互作用,随后出现神经源性炎症 [35]。

众所周知,经典的瘙痒通路主要由皮肤感觉神经纤维上的组胺 1(H1)-受体介导。然而,对于慢性炎症性皮肤病的瘙痒症状,抗组胺药物的作用一般,提示存在其他瘙痒介质,如蛋白酶激活受体 2(protease-activated receptor 2,PAR-2)。例如,在特应性皮炎皮损中发现高表达 PAR-2 阳性神经纤维,推测肥大细胞活化后释放出类胰蛋白酶,激活 PAR-2,释放 P 物质和 CGRP 等后引发神经源性炎症。此外,肥大细胞还高表达 IL-31,导致瘙痒 [35, 36]。

肥大细胞在结节性痒疹的发病中也起作用。结节性痒疹的特征是数个或者广布全身的瘙痒性丘疹和结节。由于慢性瘙痒,患者长期反复抓挠,皮肤可出现破损。结节性痒疹的发病病因较多,皮损中可见很多形态改变的肥大细胞。抗组胺药通常不能有效地控制结节性痒疹的瘙痒症状,提示肥大细胞分泌的其他与应激诱导有关的介质,如神经生长因子、类胰蛋白酶(及与神经源性炎症有关 P 物质和 CGRP 随后的神经肽)和 IL-31 与瘙痒有关 [37]。神经生长因子刺激并敏化皮肤神经纤维,促进角质形成细胞的增生、分化,导致神经及表皮的增生和慢性瘙痒。

最后,还应考虑胆碱能和交感神经系统在应激 - 皮肤相关的心理生理性皮肤病的病理生理机制中的作用。实际上,心理应激可以导致乙酰胆碱释放并激活其受体,从而影响应激和皮肤之间相关的免疫通路所涉及的细胞的功能,例如淋巴细胞和树突状细胞,上述机制已被发现在特应性皮炎中发挥作用 [38]。皮肤有自分泌的肾上腺素和胆碱,涉及细胞内和细胞间的交互作用,可以调节角质形成细胞、黑素细胞和淋巴细胞的功能,影响与应激有关的包括银屑病和特应性皮炎在内的皮肤病的发病机制 [22, 39]。

总结与反思：心理生理性皮肤病与同步的概念

图 2.1 展示了联结大脑、皮肤和心理生理性皮肤病的病理生理机制三者间的关键要素。毛发和皮肤具有多种不同的作用,包括从影响社交到体温调

控,在个体与他人、环境和自然界同步的过程中发挥着重要的作用,而出现心理生理性皮肤病则提示这种同步的某种缺失,与以往对抑郁及相关睡眠障碍的同步缺失的定义相近[40]。所有这些情况都可以通过应激诱发和延续,HPA轴、肥大细胞在其中发挥着重要的作用,而皮肤和毛囊中的其他神经激素、神经肽及其受体,包括催乳素、促甲状腺素、促甲状腺激素释放激素、内源性大麻素、β-内啡肽、α-黑素细胞刺激素和褪黑素等,也参与应激[41]。

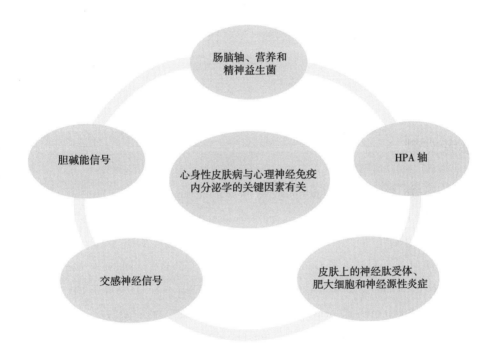

图 2.1 大脑与皮肤联结的关键因素及心理生理性皮肤病的病理生理学。此示意图理念属于 Ferreira、Jafferany 与 Patel 共同的建议

考虑到心身性皮肤病与抑郁相似,其背后是同步状态的失调或空缺,需要特别考虑褪黑素的作用。同样有趣而且需要指出的是,在防御反应时,交感神经和 HPA 轴的高度活化与褪黑素的产生有关[42]。褪黑素是由 5-羟色胺衍生的神经激素,在松果体以及人的皮肤和毛囊中产生,对人体多种生理和

行为过程起调节作用,包括睡眠 - 觉醒周期、季节适应、激素分泌、体温调节和生殖功能。褪黑素还具有抗抑郁、神经保护、抗炎、抗氧化的作用 [43]。褪黑素可以调控毛囊周期,在大脑中发挥神经保护、抗炎和睡眠调控作用。在毛囊中,褪黑素还会降低肥大细胞的活性、调节酪氨酸酶,进而影响黑素合成和毛发的颜色。虽然确切作用还需进一步研究,但为斑秃和白癜风治疗开启了一个非常有趣的方向。最后,褪黑素通过受体激活肥大细胞,调节 T 细胞功能,影响特应性皮炎、银屑病等心身性皮肤病 [44]。这些疾病常常合并睡眠障碍,突出揭示了心理生理性皮肤病的自我和世界、生物节律,社会心理问题和人际关系同步失调的关系 [22]。

（许庆芳 译,张海萍 校）

参考文献

1. Towers AE, Freund GG. Nutritional psychoneuroimmunology: is the inflammasome a critical convergence point for stress and nutritional dysregulation? Curr Opin Behav Sci. 2019;28:20–4.

2. Razzoli M, Nyuyki-Dufe K, Gurney A, Erickson C, McCallum J, Spielman N, Marzullo M, Patricelli J, Kurata M, Pope EA, Touma C, Palme R, Largaespada DA, Allison DB, Bartolomucci A. Social stress shortens lifespan in mice. Aging Cell. 2018;17:e12778.

3. Asz-Sigall D, Ortega-Springall MF, Smith-Pliego M, Rodríguez-Lobato E, Martinez-Velasco MA, Arenas R, Vincenzi C, Tosti A. White hair in alopecia areata: clinical forms and proposed physiopathological mechanisms. J Am Acad Dermatol. 2019:S0190–9622(19)30010–6.

4. Towers AE, Oelschlager ML, Patel J, Gainey SJ, McCusker RH, Freund GG. Acute fasting inhibits central caspase-1 activity reducing anxiety-like behavior and increasing novel object and object location recognition. Metabolism. 2017;71:70–82.

5. Sharma S, Fulton S. Diet-induced obesity promotes depressive-like behaviour that is associated with neural adaptations in brain reward circuitry. Int J Obes. 2013;37:382–9.

6. Santos CJ, Ferreira AVM, Oliveira AL, Oliveira MC, Gomes JS, Aguiar DC. Carbohydra-teenriched diet predispose to anxiety and depression-like behavior after stress in mice. Nutr Neurosci. 2018;21:33–9.

7. Ferreira BR, Cardoso JC, Reis JP, Acne FA. In: França K, Lotti T, editors. Advances in inte-grative dermatology: Wiley; 2019. p. 33–56.

8. Williams HC, Dellavalle RP, Garner S. Acne vulgaris. Lancet. 2012;379(9813):361–72.

9. Gollnick HP. From new findings in acne pathogenesis to new approaches in treatment. J Eur Acad Dermatol Venereol. 2015;29(Suppl 5):1–7.

10. Choudhary S, Pradhan D, Pandey A, Khan MK, Lall R, Ramesh V, Puri P, Jain AK, Thom-as G. The association of metabolic syndrome and psoriasis: a systematic review and me-ta-analysis of observational study. Endocr Metab Immune Disord Drug Targets. 2019;8. [Epub ahead of print].

11. Kocic H, Damiani G, Stamenkovic B, Tirant M, Jovic A, Tiodorovic D, Peris K. Dietary compounds as potential modulators of microRNA expression in psoriasis. Ther Adv Chron-ic Dis. 2019;10(10):2040622319864805.

12. Çerman AA, Aktaş E, Altunay İK, Arıcı JE, Tulunay A, Ozturk FY. Dietary glycemic factors, insulin resistance, and adiponectin levels in acne vulgaris. J Am Acad Dermatol. 2016;75(1):155–62.

13. Buerger C. Epidermal mTORC1 signaling contributes to the pathogenesis of psoriasis and could serve as a therapeutic target. Front Immunol. 2018;9:2786.

14. Slebioda Z, Szponar E. Burning mouth syndrome - a common dental problem in perimeno-pausal women. Prz Menopauzalny. 2014;13(39):198–202.

15. Bowe WP, Logan AC. Acne vulgaris, probiotics and the gut-brain-skin axis - back to the future? Gut Pathog. 2011;3(1):1.

16. Sarkar A, Lehto SM, Harty S, Dinan TG, Cryan JF, Burnet PWJ. Psychobiotics and the ma-nipulation of Bacteria-gut-brain signals. Trends Neurosci. 2016;39(11):763–81.

17. Azad MAK, Sarker M, Li T, Yin J. Probiotic species in the modulation of gut microbiota: an overview. Biomed Res Int. 2018:9478630.

18. Soderholm JD, Perdue MH. Stress and gastrointestinal tract. II. Stress and intestinal barrier function. Am J Physiol Gastrointest Liver Physiol. 2001;280(1):G7–G13.

19. David LA, Maurice CF, Carmody RN, Gootenberg DB, Button JE, Wolfe BE, Ling AV, Devlin AS, Varma Y, Fischbach MA, Biddinger SB, Dutton RJ, Turnbaugh PJ. Diet rapidly and reproducibly alters the human gut microbiome. Nature. 2014;505(7484):559–63.

20. Melnik BC, Zouboulis CC. Potential role of FoxO1 and mTORC1 in the pathogenesis of Western diet-induced acne. Exp Dermatol. 2013;22:311–5.

21. Kling MA, Geracioti TD, Licinio J, Michelson D, Oldfield EH, Gold PW. Effects of electro-convulsive therapy on the CRH-ACTH-cortisol system in melancholic depression: preliminary findings. Psychopharmacol Bull. 1994;30(3):489–94.

22. Ferreira BI, Abreu JL, Reis JP, Figueiredo AM. Psoriasis and associated psychiatric disorders: a systematic review on etiopathogenesis and clinical correlation. J Clin Aesthet Dermatol. 2016;9(6):36–43.

23. Steinberg R, Alonso R, Griebel G, Bert L, Jung M, Oury-Donat F, Poncelet M, Gueudet C, Desvignes C, Le Fur G, Soubrié P. Selective blockade of neurokinin-2 receptors produces antidepressant-like effects associated with reduced corticotropin—releasing factor function. J Pharmacol Exp Ther. 2001;299:449–58.

24. Arborelius L, Owens MJ, Plotsky PM, Nemeroff CB. The role of corticotropin-releasing factor in depression and anxiety disorders. J Endocrinol. 1999;160:1–12.

25. Ito T. Hair follicle is a target of stress hormone and autoimmune reactions. J Dermatol Sci. 2010;60(2):67–73.

26. Ito N, Sugawara K, Bodó E, Takigawa M, van Beek N, Ito T, Paus R. Corticotropin-releasing hormone stimulates the in situ generation of mast cells from precursors in the human hair follicle mesenchyme. J Invest Dermatol. 2010;130:995–1004.

27. Kumamoto T, Shalhevet D, Matsue H, Mummert ME, Ward BR, Jester JV, Takashima A. Hair follicles serve as local reservoirs of skin mast cell precursors. Blood. 2003;102:1654–60.

28. Jafferany M, Patel A. Trichopsychodermatology: the psychiatric and psychosocial aspects of hair disorders. Dermatol Ther. 2019;12:e13076.

29. Shaker OG, Eltahlawi SM, So T, Eltawdy AM, Bedair NI. Corticotropin-releasing hormone (CRH) and CRH receptor 1 gene expression in vitiligo. Clin Exp Dermatol. 2016;41(7):734–40.

30. Nagui NA, Mahmoud SB, Abdel Hay RM, Hassieb MM, Rashed LA. Assessment of gene expression levels of proopiomelanocortin (POMC) and melanocortin-1 receptor (MC1R) in vitiligo. 2017;58(2):e36–9.

31. Gan EY, Cario-André M, Pain C, Goussot JF, Taïeb A, Seneschal J, Ezzedine K. Follicular vitiligo: a report of 8 cases. J Am Acad Dermatol. 2016;74(6):1178–84.

32. Orion E, Wolf R. Psychologic factors in the development of facial dermatoses. Clin Dermatol. 2014;32(6):763–6.

33. Toyoda M, Nakamura M, Morohashi M. Neuropeptides and sebaceous glands. Eur J Dermatol. 2002;12(5):422–7.

34. Holmes AD, Spoendlin J, Chien AL, Baldwin H, Chang ALS. Evidence-based update on rosacea comorbidities and their common physiologic pathways. J Am Acad Dermatol. 2018;78(1):156–66.

35. Siiskonen H, Harvima I. Mast cells and sensory nerves contribute to neurogenic inflammation and pruritus in chronic skin inflammation. Front Cell Neurosci. 2019;13:422.

36. Steinhoff M, Neisius U, Ikoma A, Fartasch M, Heyer G, Skov PS, Luger TA, Schmelz M. Proteinase-activated receptor-2 mediates itch: a novel pathway for pruritus in human skin. J Neurosci. 2003;23(15):6176–80.

37. Zeidler C, Stander S. The pathogenesis of Prurigo nodularis – "super-itch" in exploration. Eur J Pain. 2016;20(1):37–40.

38. Peters EM, Michenko A, Kupfer J, Kummer W, Wiegand S, Niemeier V, Potekaev N, Lvov A, Gieler U. Mental stress in atopic dermatitis-neuronal plasticity and the cholinergic system are affected in atopic dermatitis and in response to acute experimental mental stress in a randomized controlled pilot study. PLoS One. 2014;9(12):e113552.

39. Grando SA, Pittelkow MR, Schallreuter KU. Adrenergic and cholinergic control in the biology of epidermis: physiological and clinical significance. J Invest Dermatol. 2006;126(9):1948–65.

40. Pio-Abreu JL. O Bailado da Alma. 1st ed. Dom Quixote; 2014.

41. Paus R. Exploring the "brain-skin connection": leads and lessons from the hair follicle. Curr Res Transl Med. 2016;64(4):207–14.

42. Fernandes PA, Tamura EK, D'Argenio-Garcia L, Muxel SM, da Silveira Cruz-Machado S,

Marçola M, Carvalho-Sousa CE, Cecon E, Ferreira ZS. Dual effect of catecholamines and corticosterone crosstalk on pineal gland melatonin synthesis. Markus RP Neuroendocrinol. 2017;104(2):126–34.

43. Lee JG, Woo YS, Park SW, Seog DH, Seo MK, Bahk WM. The neuroprotective effects of melatonin: possible role in the pathophysiology of neuropsychiatric disease. Brain Sci. 2019;9(10):E285.

44. Slominski AT, Hardeland R, Zmijewski MA, Slominski RM, Reiter RJ, Paus R. Melatonin: a cutaneous perspective on its production, metabolism, and functions. J Invest Dermatol. 2018;138(3):490–9.

第三章
心身性皮肤病学中皮肤病学的基本原则

引言

　　本章尝试为那些非皮肤科专业的医生在诊治精神心理问题患者的皮肤症状时提供一些指导,但这并不能取代皮肤科医生进行重要的专科检查。

　　正如本书第一章所阐述过的,同精神病理学的基本概念一样,在心身性皮肤病学中正确运用皮肤病学的基本原则同样非常重要,为这些患者服务的精神科医生、全科医生以及其他专业的医生最好可以掌握这些内容。然而,专业的心身性皮肤病学医生和专门的诊疗机构仍然很少。除了尚未被广泛认知外,还应该在不同的医学领域间建立起桥梁以更好地服务患者。需要对皮肤科医生进行基本的精神病理学教育,对精神病学、心理学工作者进行基本的皮肤病学教育,提高管理患者的信心和能力,以便于更好地诊治[1]。皮肤病学的基本知识包括皮肤解剖学及相关生理机制,辨别临床中观察到的常见心身性皮肤病的主要变化,正确描述皮肤症状和损害,识别皮肤的原发损害和继发损害,后者对于心身性皮肤病的正确诊断和治疗具有深远意义。

皮肤解剖学及相关的病理生理学要点

　　皮肤是位于人体内部环境与外部世界之间的动态交界屏障,是人体最大的器官[2]。分为表皮(最表层)、真皮和最下面的皮下组织3层,皮下组织主要包含脂肪组织[3]。人体不同部位表皮的厚度并不相同,眼睑处小于 0.1mm,掌跖部则在 1mm 左右[3,4]。从与真皮相连的部位开始,分为以下几层:基底层、棘层、颗粒层、透明层(并非所有部位都有这一层)和角质层[3]。真皮的厚度也不同,面部、腰背部分别为 1mm 和 4mm 左右,包括乳头层(最表层)和网状层[4]。总体上看,皮肤最重要的功能主要有:渗透屏障(与表皮有关)、抵抗病原体(与表皮和真皮有关)、防御各种化学、物理因素和紫外线辐射(与表皮有关)、调节体温(与表皮、真皮和皮下组织有关)、感觉(与表皮、真皮和皮下组织有关),以及损伤后的皮肤修复(与表皮和真皮有关)。而且,形体外貌还与社会心理功能有关,实际上,表皮、真皮或皮下组织的变化会对外表产生重大的影响[5]。

角质形成细胞是表皮中数量最多的细胞群,在分化的过程中合成角蛋白[4,5]。表皮的不同层表达几种不同类型的角蛋白,其中一些与银屑病有关,这是一种心身性皮肤病(详见第五章)。角蛋白是角质形成细胞中间丝蛋白的主要结构,角蛋白 6、16 和 17 是银屑病的标志,当皮肤面对“入侵者”时,随着角质形成细胞的过度增殖和先天免疫的活化,自身免疫 T 淋巴细胞被诱导激活,角蛋白 6、16 和 17 上调,这是银屑病的基本病理生理学机制[6]。表皮中还有黑素细胞、朗格汉斯细胞和默克尔细胞。树突状的黑素细胞负责合成黑色素,与色素性皮肤病有关,如另外一种心身性皮肤病——白癜风,是发生于表皮的自身免疫性疾病,由于过度的氧化应激,先天免疫被激活,在 CD8$^+$T 淋巴细胞的作用下,黑素细胞被破坏,从而导致皮肤脱色[7]。

朗格汉斯细胞也是树突状细胞,数量占表皮细胞的 3% ～ 4%[4],在多种免疫机制中发挥关键作用,与特应性皮炎、银屑病等心身性皮肤病相关。银屑病皮损中以白细胞介素(interleukin, IL)-23/IL-17 轴为主,包括表皮朗格汉斯细胞、真皮中骨髓来源的经典树突状细胞、浆细胞样树突状细胞和炎性树突状细胞在内的皮肤树突状细胞大量浸润,产生 IL-12、IL-23 及 α-IFN、TNF-α[8]。最近的研究也证明,在表皮中有 3 种抗原呈递细胞,除朗格汉斯细胞外,单核细胞来源的朗格汉斯细胞样细胞和炎性树突状表皮细胞,均与特应性皮炎、银屑病等炎性皮肤病有关[9]。

Merkel 细胞参与精细感觉[4]。在皮肤中,大部分游离的感觉神经末梢位于真皮层,但也有一些穿过表皮与 Merkle 细胞相连的无髓神经末梢[4,5]。瘙痒与多种皮肤病相关,其产生是由于刺激了靠近表皮 - 真皮交界处的游离神经末梢:无髓鞘 C 纤维和有髓鞘 A 纤维。前者与疼痛和瘙痒的主观感受相关,而后者与物理方面有关,包括皮肤接触的定位感知[10]。敏感型皮肤的患者常缺乏客观可见的体征,根据存在的主观症状的不同,诊断多种多样。越来越多的证据表明,患者的皮肤神经系统过度活跃,属于皮肤对环境因素的反应过度[11, 12]。可能与角质形成细胞和神经末梢上的感觉相关蛋白被激活有关[13]。不要总是自动地联想敏感皮肤与心理因素的关系,而且,并非所有的皮肤问题都会出现可见的皮肤变化。

结节性痒疹是另一种与皮肤神经系统变化有关的疾病,以慢性瘙痒和对称分布的角化过度的结节性损害为特征,常因抓挠而破溃,本病可能与皮肤病、系统性疾病、神经疾病或精神病理学有关,研究发现皮损处表皮内神经纤维密度降低,真皮中神经生长因子和神经肽水平升高[14]。

表皮层中没有血管,血管位于真皮乳头层及其下方的皮下组织[4, 5]。真皮是一个由结缔组织组成的系统,包括皮肤神经系统和血管网络、皮肤附属器以及免疫系统的常驻细胞,即成纤维细胞、巨噬细胞、树突状细胞、肥大细胞和暂时性的免疫细胞。

慢性自发性荨麻疹是慢性荨麻疹的一种,尚未发现明确的诱因[15],属于心理生理性皮肤病,与肥大细胞活化有关。我们在第 2 章讨论了肥大细胞在心理生理性皮肤病中的重要作用。肥大细胞激活后释放一系列促炎介质,引起血管扩张[15],临床表现为可以迅速消失的红色隆起性斑块(风团),有时可导致真皮水肿,不出现继发性皮肤损害。患者也可以出现弥漫性肿胀(血管性水肿),这是由于水肿扩散到皮下所致。在著名的"瘙痒与搔抓"(Itching and Scratching)一书中,Musaph 观察到强烈的血管扩张引发荨麻疹的过程,类似于皮肤遭受击打后的情况,认为心理问题也会导致与皮肤遭受击打后相同的血管变化[16]。事实上,潜在的精神病理学和心理应激可以在发病前出现,并使症状恶化[17]。

皮肤的基本解剖结构还包括附属器,即毛囊、皮脂腺、局泌汗腺(小汗腺)和顶泌汗腺(大汗腺)。根据毛发生长的周期,毛囊分为 3 个阶段:生长期(约占 85%)、休止期和退行期。生长期毛囊的解剖结构:在皮肤表面的毛囊开口(毛孔);皮内的毛囊部分(毛根)、漏斗部(在皮脂腺管和表皮之间)、峡部(在竖毛肌的插入点到皮脂腺之间）和毛囊下部（包括真皮乳头、基质、毛发髓质、皮质、角质层、内／外根鞘）[4]。

斑秃是一种与自身免疫相关的心理生理性皮肤病，临床表现为头皮或身体其他部位甚至全身出现一个或多个秃发斑，属于多种因素导致的非瘢痕性脱发，毛囊下部周围有淋巴细胞浸润，退行期毛囊以及毳毛数量增多（毛干直径小于或等于 0.03mm），终毛数量较少（毛干直径大于 0.03mm）[18, 19]。

寻常型痤疮是一种病理生理机制主要涉及皮脂腺的典型的心理生理性皮肤病。皮脂腺主要分布于面部、背部和胸部，而在手掌、脚底和足背表面则缺乏分布。研究表明，皮脂腺不仅可以表达如 CRH 和 ACTH 等应激相关激素，更可以直接接受其调节，影响皮脂腺的活性[20]。小汗腺分布于全身，尤其在掌跖部密度更高，主要功能是调节体温，下丘脑体温调节中枢可以被热刺激激活，也可以被心理应激激活，例如原发性皮层性多汗症，主要由情绪刺激引起外分泌汗量增多，通常表现为双侧腋窝、手掌和脚底出汗过多。

顶泌汗腺主要分布于腋窝、腹股沟和肛周[21]。化脓性汗腺炎是一种慢性免疫介导的炎症性皮肤病，病因不明，特征为大汗腺区域的结节、脓肿、瘘管和瘢痕，与汗腺导管阻塞有关，常伴有精神共病（通常是焦虑和抑郁），严重影响生活质量[22]。

皮肤病学基本知识：皮肤损害及其分布

皮肤病学的临床病史和体格检查包括以下几个方面（表 3.1）：皮损的形态学特点、质地的特征、皮疹的分布，以及是否伴有自觉症状，如瘙痒（一种导致搔抓的皮肤感觉）或感觉异常（其他令人不快的皮肤感觉，如刺痛）；皮肤症状是否呈现急性、亚急性或者慢性的演变过程；是否曾有过皮肤病的个人史或家族史；目前和过去的治疗状况[23-25]。总之，在心身性皮肤病的临床实践中，皮损的形态学特征及其分布是专科检查的基本内容，有助于正确诊断并识别与心身性皮肤病有关的瘙痒或其他不适皮肤症状。因此，当患者出现皮肤病变时，我们可以根据皮损的类型判断究竟是原发的皮肤问题还是继发于其他疾病的皮肤损伤。当然，患者也可能同时出现原发和继发病变，甚至一种以

表 3.1　皮肤病学检查的要点

皮肤科病史采集与体格检查的基本内容	有无皮肤损害
	有无瘙痒或其他不愉快的皮肤感觉
	皮肤症状的持续时间和发作频率
	对生活质量的影响
	皮肤症状的诱发因素
	皮肤症状的缓解因素
	当前皮肤病接受过的治疗
	既往使用药物或接受手术史
	当前因其他健康问题或外科手术接受的药物
	女性:孕产史
	过敏史
	社会背景和职业
	皮肤问题的家族史
	系统检查
	皮损类型(原发性和继发性皮损)
	皮损的分布
	Fitzpatrick 皮肤分型
	皮肤的一般情况:颜色、温度、湿度、光泽、出汗的状况以及光老化特征
	皮肤镜检查结果(如果有)
	皮肤病理学特征(必要时)
	根据临床病史的其他体格检查,例如淋巴结触诊

上的原发和／或继发损害，或者患者仅出现瘙痒或感觉异常的症状，但没有皮肤疾病。

在不同的皮肤病学参考书中，皮肤的原发性和继发性损害的概念稍有不同[23, 25]。简而言之，传统上描述的原发性损害包括：斑疹、斑片、丘疹、斑块、结节、水疱、大疱和脓疱。继发性损害的种类更多：萎缩、鳞屑、结痂、糜烂、表皮剥脱、皲裂、溃疡和苔藓样变[23]。原发性损害的分类考虑了形态学特点，包括皮损的大小（分别以直径 1cm 区分斑疹、丘疹、脓疱和水疱，或斑片、斑块、大疱和结节），是否隆起于表面可被触及（如丘疹、斑块、结节、水疱、大疱和脓疱），以及存在的内容物（如大疱或水疱中的透明或血性液体和脓疱中的脓性内容物）。继发性皮损的分类同样考虑了形态学特点，特别是涉及表皮和／或真皮的可触及的病变，例如：苔藓样变是表皮的增厚（棘层），鳞屑是表皮角质层的增厚（角化过度）；血痂、脓痂或浆痂是各种液体内容物干燥后的形式；表皮剥脱、皲裂、糜烂是发生于表皮的损伤或缺失；溃疡是表皮与真皮同时缺失；表皮或真皮变薄则为萎缩。继发性损害也包括累及皮下组织的单独或同时出现的变化，例如：溃疡的表皮、真皮的部分或完全缺失有时也会累及皮下组织；萎缩也可以发生于皮下组织。需要指出的是，上述原发性和继发性损害的示例虽然具有一定的参考作用，但在临床中也有例外。例如痤疮或湿疹中常可见到炎症后色素沉着，是由于皮肤炎症引起皮肤中黑素含量升高导致的反应性色素过度沉着，皮肤变暗，患者可能出现色素沉着斑，但其实这不属于活动性皮肤病的原发性损害（斑片），而对应于继发性损害。炎症后色素沉着也可以在皮肤的外伤后出现[26]，例如，在人工皮炎的消退期。这其实在传递一个理念：医学也是一门艺术，临床路径虽然应遵循公认的方法，但应根据具体的临床问题进行具体分析。

皮损的分布非常重要：是局限性分布还是散布全身？抑或是出现某种皮肤病的特定的模式？如特应性皮炎好发于肘窝、腘窝等关节部位的屈侧。一般来说，由自伤造成的皮损多为继发性损害，主要是糜烂和表皮剥脱，常呈线状分布，可伴有血痂、裂隙和溃疡（图 3.1）。损伤主要位于双手可及的身体区域，如结节性痒疹患者常常观察到"蝴蝶征"——中上背部，双手很难触及的部位没有皮疹（图 3.2）[23, 24]。

一直以来都认为瘙痒与特应性皮炎等原发性皮肤病有关，可同时伴有原发性和继发性损害（表皮剥脱），但其实瘙痒也是其他心身性皮肤病的重要症状，如银屑病，长期以来低估了瘙痒与疾病的关系[27, 28]。瘙痒同样是白癜风的常见的临床特征（图 3.3），指示疾病可能处于活动期[27-29]。不同部位的瘙痒与是否存在抓痕的背后也有着心理学维度的意义[30]。除此之外，在冲动性自我造成的皮肤损伤患者中，可以见到并无瘙痒症状的单纯搔抓行为造成的表皮剥脱性继发性损害[31]。

总结与反思：皮肤科检查提供的细节

在著名的心身性皮肤病学专著《瘙痒和搔抓》（*Itching and Scratching*）中，Musaph 指出，长久以来，文献中一直缺少对于瘙痒和自伤造成的皮损的皮肤专科检查的准确的评估与分析，"我们发现，各种文献中，极少有针对不痒但是会反复抓挠的情况的报道，也极少有患者自己引发的瘙痒的病例报道。"针对几种瘙痒与由患者引起的继发的皮肤损害，他还强调了一些有趣的细节，"人们理所当然地认为搔抓和瘙痒之间存在必然的联系。但其实常有例外。比如一个人可以有抓挠的动作但并不感觉瘙痒，例如，可以是尴尬的表现，也可以感觉到瘙痒但没有搔抓的冲动。还有，瘙痒的感觉可能产生于抓挠的过程中，也可以是为了满足搔抓这一目的"[16]。

皮肤科检查是心身性皮肤病临床评估中最重要的一部分，以确定患者是否存在皮肤病的原发症状、是否存在皮肤屏障的改变（如干燥）或者只是存在单纯的皮肤不适（如外阴痛）。心理生理性皮肤病患者会出现与皮肤病相关的原发性和继发性皮肤损害（如银屑病中覆盖银色鳞屑的斑块），并最终出现与瘙痒相关的继发性皮肤病变（表皮剥脱）。皮肤感觉障碍的患者不会出现皮肤损害，但会有皮肤不适的感觉。最后，以皮肤症状为主要表现的原发性精神病理障碍（如寄生虫妄想）的患者，因为没有原发的皮肤病，不会出现原发皮损，而是慢慢表现出与抓挠有关的继发性皮损（如表皮剥脱）。然而，在确定将皮肤症状归因于精神心理疾病之前，首先必须"相信"患者：例如，面对自认为与寄生虫感染有关的皮肤症状的患者，应该进行全面而详细的检查以除外确实存在寄生虫（如虱子）。通过认真的皮肤检查完成诊断。

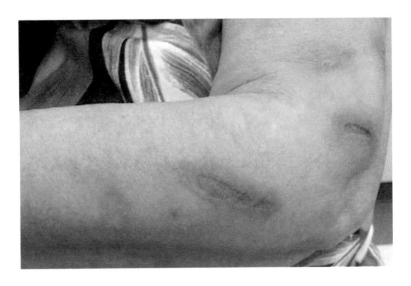

图 3.1　患者自伤造成的继发性损害（糜烂和溃疡）

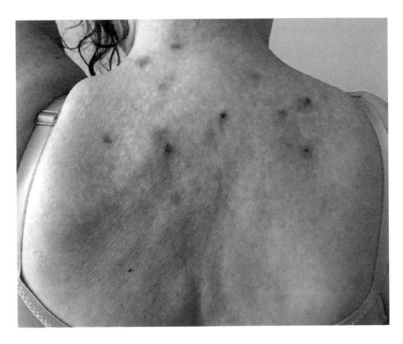

图 3.2　患者自伤造成的继发性损害：包括表皮剥脱和炎症后色素沉着，呈现"蝴蝶征"

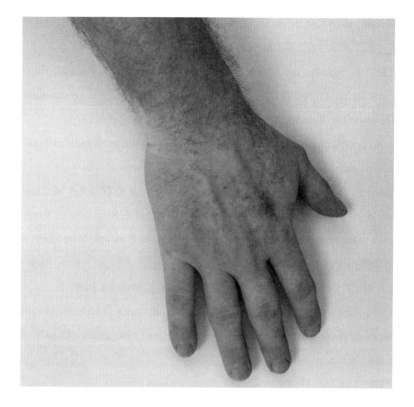

图 3.3 白癜风患者典型的原发皮损：色素减退性斑片

（张广中 译，张海萍 校）

参考文献

1. Muralidharan V, Zahedi D, Kaur B, Goulding JMR. Diagnosis and management of psych-odermatological problems: confidence levels among dermatologists and psychiatrists. Clin Exp Dermatol. 2019;17.

2. Wong R, Geyer S, Weninger W, Guimberteau JC, Wong JK. The dynamic anatomy and pat-terning of skin. Exp Dermatol. 2016;25(2):92–8.

3. Agarwal S, Krishnamurthy K. Histology, skin. StatPearls [internet]. Treasure Island (FL): StatPearls Publishing; 2019.

4. Smoller BR, Hiatt KM. Normal cutaneous histology. In: Smoller BR, editor. Dermatopathology: the basics: Springer; 2009. p. 1–35.

5. Chu DH. Development and structure of skin. In: Goldsmith LA, Katz SI, Glichrest BA, Paller AS, Leffell DJ, Wolff K, editors. Fitzpatrick's dermatology in general medicine. 8th ed. New York: McGraw-Hill; 2012. p. 58–103.

6. Zhang X, Yin M, Zhang LJ. Keratin 6, 16 and 17-critical barrier alarmin molecules in skin wounds and psoriasis. Cell. 2019;1:8(8).

7. Campione E, Lanna C, Diluvio L, Cannizzaro MV, Grelli S, Galluzzo M, Talamonti M, Annicchiarico-Petruzzelli M, Mancini M, Melino G, Candi E, Schiavone G, Wang Y, Shi Y, Bianchi L. Skin immunity and its dysregulation in atopic dermatitis, hidradenitis suppurativa and vitiligo. Cell Cycle. 2020;5:1–11.

8. Wang A, Bai Y. Dendritic cells: the driver of psoriasis. J Dermatol. 2019;13.

9. Otsuka M, Egawa G, Kabashima K. Uncovering the mysteries of Langerhans cells, inflammatory dendritic epidermal cells and monocyte-derived Langerhans cell-like cells in the epidermis. Front Immunol. 2018;9:1768.

10. Lloyd DM, McGlone FP, Yosipovitch G. Somatosensory pleasure circuit: from skin to brain and back. Exp Dermatol. 2015;24(5):321–4.

11. Berardesca E, Farafe M, Maibach H. Sensitive skin: an overview. Int J Cosmet Sci. 2013;35(1):2–8.

12. Do LHD, Azizi N, Maibach H. Sensitive skin syndrome: an update. Am J Clin Dermatol. 2019.

13. Misery L. Sensitive skin, reactive skin. Ann Dermatol Venereol. 2019;146(8–9):585–91.

14. Zeidler C, Yosipovitch G, Stander S. Prurigo Nodularis and its management. Dermatol Clin. 2018;36(3):189–97.

15. Saini SS, Kaplan AP. Chronic spontaneous urticaria: the devil's itch. J Allergy Clin Immunol Pract. 2018;6(4):1097–106.

16. Musaph H. Itching and scratching: psychodynamics in dermatology. Philadelphia: F.A. Davis Company; 1964.

17. Bansal CJ, Bansal AS. Stress, pseudoallergens, autoimmunity, infection and inflammation in chronic spontaneous urticaria. Allergy Asthma Clin Immunol. 2019;15:56.

18. Simakou T, Butcher JP, Reid S, Henriquez FL. Alopecia areata: a multifactorial autoimmune condition. J Autoimmun. 2019;98:74–85.

19. Ferreira BR, Reis JP, Cardoso JC. Dermatopathology and trichotillomania. In: França K, Jafferany M, editors. Trichotillomania (hair pulling disorders): clinical characteristics, psychological interventions and emotional effects: Nova Science; 2017. p. 35–53.

20. Ferreira BR, Cardoso JC, Reis JP, Acne FA. In: França K, Lotti T, editors. Advances in integrative dermatology: Wiley; 2019. p. 33–56.

21. Bolognia JL, Schaffer JV, Duncan KO, Ko CJ. Disorders of eccrine and apocrine glands. In: Bolognia JL, Schaffer JV, Duncan KO, Ko CJ, editors. Dermatology essentials. 3rd ed. Oxford: Saunders/Elsevier; 2014. p. 283–7.

22. Sabat R, Tsaousi A, Rossbacher J, Kurzen H, Fadai T, Schwichtenberg U, Scheneider-Burrus S, Kokolakis G, Wolk K. Acne inversa/hidradenitis suppurativa: an update. Hautarzt. 2017;68(12):999–1006.

23. Bolognia JL, Schaffer JV, Duncan KO, Ko CJ. Basic principles of dermatology. In: Bolognia JL, Schaffer JV, Duncan KO, Ko CJ, editors. Dermatology essentials. 3rd ed. Oxford: Saunders/Elsevier; 2014. p. 1–19.

24. Bolognia JL, Schaffer JV, Duncan KO, Ko CJ. Pruritus and dysesthesia. In: Bolognia JL, Schaffer JV, Duncan KO, Ko CJ, editors. Dermatology essentials. 3rd ed. Oxford: Saunders/Elsevier; 2014. p. 39–49.

25. Garg A, Levin NA, Bernhard JD. Structure of skin lesions and fundamentals of clinical diagnosis. In: Goldsmith LA, Katz SI, Glichrest BA, Paller AS, Leffell DJ, Wolff K, editors. Fitzpatrick's dermatology in general medicine. 8th ed. New York: McGraw-Hill; 2012. p. 27–42.

26. Kaufman BP, Aman T, Alexis AF. Postinflammatory hyperpigmentation: epidemiology, clinical presentation, pathogenesis and treatment. Am J Clin Dermatol. 2018;19(4):489–503.

27. Elewski B, Alexis AF, Lebwohl M, Stein Gold L, Pariser D, Del Rosso J, Yosipovitch G. Itch: an under-recognized problem in psoriasis. J Eur Acad Dermatol Venereol. 2019;33(8):1465–76.

28. Szepietowski JC, Reich A. Itch in psoriasis management. Curr Probl Dermatol. 2016;50:102–10.

29. Vachiramon V, Onprasert W, Harnchoowong S, Chanprapaph K. Prevalence and clinical characteristics of itch in vitiligo and its clinical significance. Biomed Res Int. 2017;2017: 5617838.

30. Vázquez-Herrera NE, Sharma D, Aleid NM, Tosti A. Scap itch: a systematic review. Skin Appendage Disord. 2018;4(3):187–99.

31. Gieler U, Consoli SG, Tomás-Aragones L, Linder DM, Jemec GB, Poot F, Szepietowski JC, de Korte J, Taube KM, Lvov A, Consoli SM. Self-inflicted lesions in dermatology: ter- minology and classification – a position paper from the European Society for Dermatology and Psychiatry (ESDaP). Acta Derm Venereol. 2013;93(1):4–12.

第四章
心身性皮肤病学中基本的精神病理学概念

引言

从对生活的影响到社会学的方方面面,多种因素引发皮肤病患者社会心理层面的痛苦,造成生活质量的全面下降。近期已经意识到这些因素对于成功管理患者十分重要,相关的研究引发了更多人的兴趣与关注。例如目前大多数临床试验都认识到生活质量评分不仅是评判疗效结果的一个重要指标,更有助于发现皮肤病患者潜在的精神共病[1]。

本章将讨论常见的心身性皮肤病与精神病理的联系,对皮肤病社会心理因素的关注和了解有助于为患者制定全面的、个性化的管理策略,并最终改善治疗结局。

皮肤科患者的精神病理特点

皮肤病对患者的社会和职业功能、生活质量以及心理健康都会产生影响,了解这些概念对于临床实践中尽可能减少精神共病极为重要[2]。要知道,即使病情完全相同的皮肤病患者,也可能具有完全不同的情绪反应和社会心理联系。人格类型、应对机制和所拥有的社会支持系统等多种因素都会影响个人的认知和心理学方面的表现。此外,个人生活经历和 / 或当前的压力水平等因素,也会影响到心身性皮肤病的进展。例如,产后脱发的患者可能会感觉个人的吸引力降低并且感到抑郁,进而影响与新生儿的互动[3]。因此,为患者提供同理心的安慰至关重要,这将有助于引发患者表达内心的感受,并评估当前患者的痛苦程度。

此外,对皮肤病某些特定因素深入地认知和了解,有助于发现与疾病特定精神病理学有关的重要的皮肤病的心身因素。除了大小、颜色和物理形态等特征外,病变所在的区域也能确定患者的反应和应对机制。例如,生殖器部位的病变可能会影响一个人的性关系,而躯干和四肢的病变可能会影响一个人去游泳池或海滩的决定,面部病变会导致整体的自信心下降和对社交环境的回避。病程的长短与发病时的年龄也会对皮肤病患者的情绪和压力水平产生影响。例如,与成年后的获得性皮肤病相比,先天性皮肤病对患者社会心理健康的影响就有所不同。在一项探索应对和防御机制的变化与年龄关系的研究中,Diehl 等发现怀疑、置换和退行等适应不良机制,从青春期到成年期呈现减少趋势,并在老年期再次增加[4]。慢性、损容性皮肤病患者的自我管理能力与多种自身因素有关,后者也是潜在社会心理共病的临床线索。

常见心身性皮肤病的精神病理学

瘙痒性疾病的社会心理特点

瘙痒是常常受到患者的心理和情绪状态影响的症状,突显了其间的复杂联系。例如经常可以观察到仅仅是一个"痒"的念头,就会引起躯体上的瘙痒感觉[5]。瘙痒 - 搔抓循环表明瘙痒的心理学因素。在这个恶性循环中,瘙痒的感觉引发搔抓的自主反应,可以暂时缓解慢性瘙痒患者的不适感。随着时间的推移,这种恶性循环引起的搔抓,通常会导致无助、内疚和失控感[6]。已经建立起一些瘙痒的模型,用于了解瘙痒的病因、处理以及社会心理因素在瘙痒进程中的作用(表 4.1)。

关于慢性瘙痒患者精神疾病发病率的研究很多。例如,在一项调查慢性瘙痒患者的研究中,Lee 等报告 70% 的患者存在精神共病,21.1% 的患者曾有自杀意念[7]。除了个性、压力等因素外,慢性瘙痒患者所经历的焦虑、抑郁等精神状况对瘙痒的发生和感知也有影响[8]。在瘙痒的感知中,性别也有一定的作用。例如,当研究慢性瘙痒严重程度和社会心理症状的性别差异时,Stumpf 等报告女性的焦虑得分明显高于男性[9]。由于慢性瘙痒的复杂本质和多因素病因,成功管理患者仍然面临挑战。此外,瘙痒中常见压力、焦虑、抑郁,且与这些因素显著相关,建议对患者进行全面的病史采集,以发现潜在的社会心理因素。除了药物治疗和外用软膏外,心理干预对慢性瘙痒患者可能有益[10]。

特应性皮炎

特应性皮炎(atopic dermatitis, AD)患者并发焦虑和抑郁等精神疾病的情况并不罕见。研究显示特应性皮炎对患者的自尊、生活质量、学习和工作表现、睡眠以及人际关系都会造成不利的影响[11]。此外,研究人员发现,与对照组相比,暴露于急性应激的特应性皮炎患者的免疫标志物显著升高[12],表明应激在特应性皮炎患者症状恶化中发挥重要作用。AD 患者的继发性精神疾病发病率也很高。Rønnstad 等的系统综述指出抑郁与成人及儿童AD、焦虑和成人 AD、自杀意念和青少年及成人 AD 之间均存在显著的相关性[13]。已经发现心理状态与 AD 患者对瘙痒的感知和瘙痒的严重程度直接相关。Schut 等报道,抑郁和公众自我意识是自评瘙痒严重程度的重要预测因素[14]。另一项研究采用小鼠模型研究 AD 中的神经元适应。研究发现,除了加重抑郁和抗焦虑行为外,大脑奖赏相关区域还参与介导瘙痒的缓解,动物模型证实该区域出现疾病特异性变化[15]。AD 的慢性病特征也可以用特定的社会心理交互作用来解释。例如,Takaki 等发现成人 AD 患者常表现为压抑愤怒和抑郁的心理特征,这样的特质对于其利用应对技巧来管理疾病相关的应激与压力具有负面影响,反过来,可能是疾病慢性病程的原因[16]。

银屑病

慢性病程、易被他人发现以及瘙痒不适的特点导致银屑病容易出现多种社会心理后果、患者整体的生活质量下降。银屑病患者经常经历社交排斥、缺乏自信、羞耻和社交孤立,导致社交退缩等社会心理障碍[17]。银屑病患者的精神疾病如广泛性焦虑障碍和重性抑郁障碍的患病率升高。在一项基于人群的队列研究中,Kurd 等发现银屑病患者的抑郁、焦虑和自杀意念水平明显高于对照组,更低年龄和更严重病情的个体的危险比更高[18]。此外,我们注意到,银屑病患者面对社会的污名化而有病耻感,体会社会歧视。在一项采用病耻感量表的问卷调查中,Hrehorów 发现影响病耻感的因素主要包括预期的排斥感、羞耻和负罪感,这些因素与瘙痒的严重程度和生活质量的降低显著相关[19]。

斑秃

许多研究均证实斑秃(alopecia areata, AA)患者与精神疾病有着很强的共病性。Okhovat 等在一项荟萃分析中得出结论,与对照组相比,斑秃与患者的焦虑、抑郁呈正相关[20]。Fricke 等在另一篇系统综述中指出:斑秃患者常伴精神(焦虑和抑郁)共病以及多种自身免疫性疾病,在全球范围内与斑秃相关的疾病负担都在增加[21]。AA 对患者的社会心理影响因人而异。例如,由于社会认为头发是象征生育能力、家庭和吸引力的重要因素,对于女性斑秃患者的负担可能会更重[22]。类似的是很多保险公司认为脱发的治疗属于美容问题,不予赔付,社会经济地位可能决定了患者精神病理的发展[23]。与 AA 患者生活质量较低相关的其他因素是年龄(<50)和脱发的程度或脱发的数量[24]。

此外,社会心理因素可能与 AA 的发生和恶化有关。与对照组相比,Brajac 等发现 AA 患者经历近期压力生活事件的比例更多、焦虑程度更高、感知痛苦程度更严重[25]。虽然很难得出压力是 AA 发病的直接原因的结论,但生活中的应激事件可能在斑秃的发病、进展中发挥作用。

寻常痤疮

痤疮对患者心理健康的影响取决于多种因素,包括年龄、性别、个性、疾病严重程度和文化背景[26]。例如,在一项纳入 255 名痤疮患者的研究中,Lukaviciute 等发现:96.5% 患者的生活质量下降,38.4% 报告焦虑,23.1% 有抑郁的想法,12.9% 报告有自杀的想法。另一项针对这些因素的研究中,Haroon 等报告抑郁和痤疮患者整体生活质量的下降有关,这在女性和青少年中尤其明显。特别是对于青少年来说,痤疮对自我形象和精神共病的发生具有显著的影响。例如,在包括 3 775 名青少年的问卷调查中,Dalgard 等在控制了体重指数和抑郁因素后,发现女性患者的自我价值感更低,男性的自我态度

（self-attitude）更差[27]。同样,一项基于人口的调查发现,痤疮的严重程度与生活质量、自尊、身体意象和人际关系的影响有显著的关联[28]。由于身体意象塑造了一个人的人际关系、情绪、行为和思维,它对患者的生活质量的整体影响意义深远[29]。因此,当管理痤疮个体,尤其是面对青少年和女性患者,必须明确了解患者的身体意象及与之相关的特殊想法。

荨麻疹和血管性水肿

研究表明,在荨麻疹和血管性水肿患者中,抑郁和焦虑的患病率增加,然而,目前尚缺乏心理因素在慢性荨麻疹中的作用的确凿证据。此外,除了众所周知的社会心理共病,心理生理因素如压力、抑郁、焦虑也被认为在慢性荨麻疹的发生和持续中发挥潜在的作用[30]。荨麻疹可以影响患者的人际关系。Ertas 等报道慢性自发性荨麻疹对女性性功能有强烈的负面影响,与疲劳、生活质量降低、焦虑和抑郁相关[31]。因此,医生除了要缓解患者的疾病症状,更有义务尽力去解决与患者心理健康相关的不适[32]。

白癜风

白癜风没有症状,通常被认为影响美观,属于美容相关的问题,有时可能造成患者显著的社会心理影响,慢性病程会引起患者的病耻感、精神疾病发病率升高,对人际关系产生负面影响[33]。Salman 等的研究显示,与对照组相比,白癜风患者的社交焦虑、抑郁和广泛性焦虑水平明显更高[34]。此外,患者的个性特点决定其社会心理受影响的程度。Bidaki 等在皮肤科患者群体的研究中发现,女性、未婚以及面、颈部受累的患者的社会接受度更低[35]。同样要强调的是在较深肤色的个体中,白癜风的可见性质和显著的社会心理联系[36]。白癜风白斑的产生源于自身免疫介导的脱色,在有色人种患者中白斑对比更为明显,因而患者出现社会心理问题的风险更大[37]。

表 4.1 从心理学角度理解瘙痒

模型	描述
精神分析模型	西格蒙德·弗洛伊德(Sigmund Freud)发现,"自我"概念植根于发育早期阶段的身体,尤其是皮肤这一重要的交流器官。在以身体感觉和经历构成的核心的基础上,"自我"不断发展。即使已经成年,仍可在皮肤上部分识别"自我"的成分。正常"自我"整合状况的紊乱可以导致出现于皮肤上的症状
生物-心理-社会模型	认为人格特质和应激等因素可能影响瘙痒介质的释放或肥大细胞的激活,从而影响瘙痒症状的强度
5P 模型	该模型包括易感因素(predisposing)、诱发因素(precipitating)、维持因素(perpetuating)、保护因素(protective)和呈现的问题(presenting problems)。这些因素会对表现为瘙痒的皮肤问题的临床评价和管理造成影响
四维模型 (4-perspectives) (生理-情感- 心理-灵性)	是生物-心理-社会模型和 5P 模型的替代版本,包括人格、行为和生物学因素,对患者皮肤症状的本质和起源的表述更深入。临床实践中运用这个模型,有助于更深入地理解影响患者瘙痒的严重程度和生活质量的独特因素,从而制定出更加个性化的治疗方案

(杜娟 译,张海萍 校)

参考文献

1. Gupta MA. Psychiatric dermatology: management. Clin Dermatol. 2018;36(6):687–90.

2. Gupta MA. Psychiatric dermatology revisited. Clin Dermatol. 2017;35(3):243–5.

3. Gordon-Elliott JS, Muskin PR. Managing the patient with psychiatric issues in dermatologic practice. Clin Dermatol. 2013;31(1):3–10.

4. Diehl M, Chui H, Hay EL, Lumley MA, Grühn D, Labouvie-Vief G. Change in coping and defense mechanisms across adulthood: longitudinal findings in a European American sample. Dev Psychol. 2014;50(2):634–48.

5. Schut C, Mollanazar NK, Kupfer J, Gieler U, Yosipovitch G. Psychological interventions in the treatment of chronic itch. Acta Derm Venereol. 2016;96(2):157–61.

6. Schneider G. Psychosomatic aspects and psychiatric conditions. In: Misery L, Stander S,

editors. Pruritus. London: Springer; 2010. p. 211–5.

7. Lee HG, Stull C, Yosipovitch G. Psychiatric disorders and pruritus. Clin Dermatol. 2017;35:273–80.

8. Stumpf A, Schneider G, Ständer S. Psychosomatic and psychiatric disorders and psychologic factors in pruritus. Clin Dermatol. 2018;36(6):704–8.

9. Stumpf A, Ständer S, Warlich B, et al. Relations between the characteristics and psychological comorbidities of chronic pruritus differ between men and women: women are more anxious than men. Br J Dermatol. 2015;172(5):1323–8.

10. Evers AW, Schut C, Gieler U, Spillekom-van Koulil S, van Beugen S. Itch management: psychotherapeutic approach. Curr Probl Dermatol. 2016;50:64–70.

11. Sibbald C, Drucker AM. Patient burden of atopic dermatitis. Dermatol Clin. 2017;35(3):303–16.

12. Buske-Kirschbaum A, Gierens A, Höllig H, Hellhammer DH. Stress-induced immunomodulation is altered in patients with atopic dermatitis. J Neuroimmunol. 2002;129(1–2):161–7.

13. Rønnstad ATM, Halling-Overgaard AS, Hamann CR, Skov L, Egeberg A, Thyssen JP. Association of atopic dermatitis with depression, anxiety, and suicidal ideation in children and adults: A systematic review and meta-analysis. J Am Acad Dermatol. 2018;793448–456.e30

14. Schut C, Bosbach S, Gieler U, Kupfer J. Personality traits, depression and itch in patients with atopic dermatitis in an experimental setting: a regression analysis. Acta Derm Venereol. 2014;94(1):20–5.

15. Yeom M, Ahn S, Oh JY, et al. Atopic dermatitis induces anxiety- and depressive-like behaviors with concomitant neuronal adaptations in brain reward circuits in mice. Prog Neuro-Psychopharmacol Biol Psychiatry. 2020;98:109818.

16. Takaki H, Ishii Y. Sense of coherence, depression, and anger among adults with atopic dermatitis. Psychol Health Med. 2013;18(6):725–34.

17. Kouris A, Platsidaki E, Kouskoukis C, Christodoulou C. Psychological parameters of psoriasis. Psychiatriki. 2017;28(1):54–9.

18. Kurd SK, Troxel AB, Crits-Christoph P, Gelfand JM. The risk of depression, anxiety, and suicidality in patients with psoriasis: a population-based cohort study. Arch Dermatol. 2010;146(8):891–5.

19. Hrehorów E, Salomon J, Matusiak L, Reich A, Szepietowski JC. Patients with psoriasis feel stigmatized. Acta Derm Venereol. 2012;92(1):67–72.

20. Okhovat JP, Marks DH, Manatis-Lornell A, Hagigeorges D, Locascio JJ, Senna MM. Association between alopecia areata, anxiety, and depression: a systematic review and meta-analysis [published online ahead of print, 2019 Jun 1]. J Am Acad Dermatol. 2019:S0190–9622(19)30890–4.

21. Villasante Fricke AC, Miteva M. Epidemiology and burden of alopecia areata: a systematic review. Clin Cosmet Investig Dermatol. 2015;8:397–403. Published 2015 Jul 24.

22. Marks DH, Penzi LR, Ibler E, et al. The medical and psychosocial associations of alopecia: recognizing hair loss as more than a cosmetic concern. Am J Clin Dermatol. 2019;20(2):195–200.

23. Korta DZ, Christiano AM, Bergfeld W, et al. Alopecia areata is a medical disease. J Am Acad Dermatol. 2018;78(4):832–4.

24. Shi Q, Duvic M, Osei JS, et al. Health-related quality of life (HRQoL) in alopecia areata patients-a secondary analysis of the National Alopecia Areata Registry Data. J Investig Dermatol Symp Proc. 2013;16(1):S49–50.

25. Brajac I, Tkalcic M, Dragojević DM, Gruber F. Roles of stress, stress perception and trait-anxiety in the onset and course of alopecia areata. J Dermatol. 2003;30(12):871–8.

26. Hosthota A, Bondade S, Basavaraja V. Impact of acne vulgaris on quality of life and self-esteem. Cutis. 2016;98(2):121–4.

27. Dalgard F, Gieler U, Holm JØ, Bjertness E, Hauser S. Self-esteem and body satisfaction among late adolescents with acne: results from a population survey. J Am Acad Dermatol. 2008;59(5):746–51.

28. Tasoula E, Gregoriou S, Chalikias J, et al. The impact of acne vulgaris on quality of life and psychic health in young adolescents in Greece. Results of a population survey. An Bras Dermatol. 2012;87(6):862–9.

29. Tomas-Aragones L, Marron SE. Body image and body dysmorphic concerns. Acta Derm Venereol. 2016;96(217):47–50.

30. Berrino AM, Voltolini S, Fiaschi D, et al. Chronic urticaria: importance of a medical-psychological approach. Eur Ann Allergy Clin Immunol. 2006;38(5):149–52.

31. Ertaş R, Erol K, Hawro T, Yılmaz H, Maurer M. Sexual functioning is frequently and markedly impaired in female patients with chronic spontaneous urticaria [published online ahead of print, 2019 Nov 18]. J Allergy Clin Immunol Pract. 2019:S2213-2198(19)30944-4.

32. Fouche AS, Saunders EF, Craig T. Depression and anxiety in patients with hereditary angioedema. Ann Allergy Asthma Immunol. 2014;112(4):371-5.

33. Cupertino F, Niemeyer-Corbellini JP, Ramos-E-Silva M. Psychosomatic aspects of vitiligo. Clin Dermatol. 2017;35(3):292-7.

34. Salman A, Kurt E, Topcuoglu V, Demircay Z. Social anxiety and quality of life in vitiligo and acne patients with facial involvement: a cross-sectional controlled study. Am J Clin Dermatol. 2016;17(3):305-11.

35. Bidaki R, Majidi N, Moghadam Ahmadi A, et al. Vitiligo and social acceptance. Clin Cosmet Investig Dermatol. 2018; 11383-386. . Published 2018 Jul 17.

36. Taneja A. Treatment of vitiligo. J Dermatolog Treat. 2002;13(1):19-25.

37. Le Poole IC, Mehrotra S. Replenishing regulatory T cells to halt depigmentation in vitiligo. J Investig Dermatol Symp Proc. 2017;18(2):S38-45.

第五章
心身性皮肤病的分类与术语

引言：恰当分类和命名

任何研究领域中，恰当的分类和专业术语是阐述科学知识的基础。这是研究人员客观地向科学界和公众展示他们专业领域证据的一种方式，能够避免在研究和提出问题时因分类和术语不规范而产生的困惑，同时也可以使用规范的分类和专业术语向科学界和公众展示这些研究中的问题。当然，分类和专业术语的呈现应该适应公众的需求。但是在此之前，最重要的一点是明确每个场景应该使用哪个术语以及如何通过分类来组织这些术语，从而有助于指导进一步的医学研究以及临床实践，也就是与患者沟通和进行诊断的方式[1]。

在心身性皮肤病学领域，尚缺乏一个全球统一的术语和分类系统，更困难的是，一些疾病实际上同时具有多个不同分类的特征。例如，慢性皮肤病中的银屑病，这是一种慢性炎症性丘疹鳞屑性皮肤病，被归类于由应激引发和加重的皮肤病（心理生理性疾病），但由于皮肤损伤对身体意象的影响，银屑病也可以被归类于伴有重要继发性社会心理共病的皮肤病[2]。因此，为了更好地分类诊治患者，充分了解每种皮肤病和皮肤问题就显得至关重要。但是，目前在心身性皮肤病领域，这个问题仍然具有难度，因为自心身性皮肤病这个亚专业建立伊始，同一个疾病就有着不同的名词，不同术语对应同一疾病的情况。举例来说，做作性障碍、人工皮炎和伴病（pathomimicry）经常被模糊地使用，而实际上，做作性障碍和人工皮炎代表的是同一种疾病；而伴病则属于做作性障碍。另一个例子是心因性表皮剥脱（psychogenic excoriation）和神经性表皮剥脱（neurotic excoriation），它们代表了相同的疾病，这两种情况都会在文献中被提到。考虑到以上存在的种种心身性皮肤病学存在的分类和术语的不一致性的现状，对于尚未训练有素的皮肤科医生、精神病医生和全科医生来说，这个专业的实践仍然具有挑战。2013 年，欧洲皮肤病学和精神病学协会将心身性皮肤病学中用到的精神病学和皮肤病学概念进行整理，根据其相关性对重要的主题词进行概念的统一并公开发表 [3]。一套客观、统一的术语和分类，不仅促进了皮肤科、精神科、心理科和全科医生之间的交流，无疑更会改善临床实践 [4]。而且这样也便于患者更好地了解疾病，避免传播该疾病没有明确诊断的错误的概念；或是关于某种疾病的一切具体解释都很主观的状况，后者很像有时听到的"医学无法解释的皮肤症状"这一术语，会导致皮肤症状过度心理化，加重疾病对患者的心理社会影响，并错误地传播心身性皮肤病缺乏客观内容的观点。

心身性皮肤病学中如何分类和使用适当的术语？

目前，在心身性皮肤病学领域，还没有一个全球范围内共同接受和使用的能涵盖所有的心身性皮肤病的分类系统。因此，在本章我们提出了一个对主要的心身性皮肤病进行分类的框架（图 5.1），参考所有已经发表的相关文献，在每个分类下分别列举了典型的皮肤病和精神疾病（图 5.2）[5,6]。同时还介绍了在心身性皮肤病临床实践中有助于指导医生们进行诊断的重要的分类概念——欧洲皮肤病学和精神病学协会提出的自伤性皮肤损害分类（表 5.1）[3]，《精神障碍诊断与统计手册》（第 5 版）（*Diagnostic and Statistical Manual of Mental Disorders*, fifth edition, DSM-5）建议的抠皮综合征分类（表 5.2）[8,9]，以及法国心身性皮肤病小组建议的诊断心因性瘙痒的标准（表 5.3）[10]，并详细讨论了最佳术语的选择。心身性皮肤病主要分为 4 类 [6,7]，有些疾病可能同时归属于多个类别。

第一个大类主要包括以皮肤症状为表现的原发性精神病理，这些患者中并非所有人都会出现皮肤损害，其中有些即使出现皮肤表现，也大多是继发

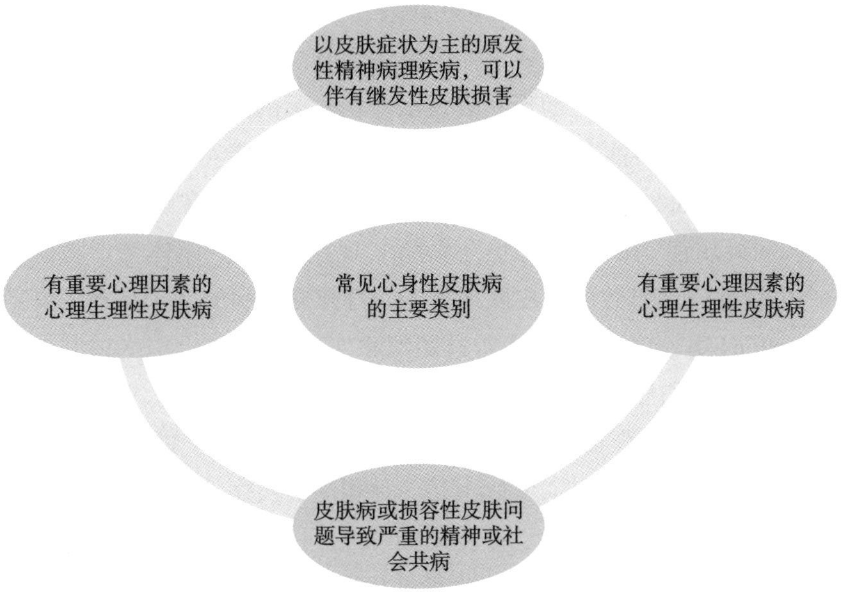

图 5.1　心身性皮肤病分类：由 Ferreira、Jafferany 和 Patel 总结

以皮肤症状或继发皮损为主的原发性精神病理性疾病	有重要社会心理因素的心理生理性皮肤病	皮肤感觉障碍	导致继发精神及社会共病的皮肤病或损容性皮肤问题
躯体变形障碍	寻常型痤疮	灼口综合征	寻常型痤疮
身体完整性认同障碍	斑秃	阴茎痛	脱发（瘢痕性及非瘢痕性）
寄生虫妄想症	特应性皮炎	心因性瘙痒	遗传性皮肤病（例如：鱼鳞病）
做作性障碍	慢性自发性荨麻疹	敏感性皮肤	化脓性汗腺炎
诈病	银屑病	阴囊痛	银屑病
抠皮综合征	白癜风	外阴痛	白癜风

图 5.2　心身性皮肤病分类及举例

性的问题,如表皮剥脱、溃疡或糜烂,对这些患者的管理具有挑战性。例如,有些患者会抱怨自己的皮肤存在某些缺陷,但却不符合任何特定的皮肤病的诊断,或者彼此间毫不相干,缺乏临床评估价值。患者对并不存在的或细微的皮肤变化或身体某部位的形状表现出不切实际的过度关注 [11,12]。这些患者对于自己的问题可能存在或多或少的自知:一些患者可以接受并认识到自己患有精神病,而另一些患者则坚信自己真的有病或存在缺陷 [12]。以往曾用"皮肤病疑病症"和"畸形恐惧"等术语,现在统称为"躯体变形障碍"[11]。另一个由精神病理导致的无皮肤损害的心身性皮肤病的例子是寄生虫妄想或 Morgellons 病,有些患者因为曾试图消除"皮肤中的虫子" [13] 或其他寄生在皮肤上的奇怪物质,会出现继发性皮肤损害,如糜烂和溃疡,前者称寄生虫病妄想或 Ekbom 综合征 [13],后者称为 Morgellons 病 [14]。Ekbom 综合征和 Morgellons 病名称虽然不同,实际上是一种相同的疾病,属于妄想障碍,应采用相同的医学方法予以治疗,为了术语的一致,可以更恰当地称为"寄生虫妄想"[15]。在以皮肤症状为主的原发性精神病理中的另一个重要的亚组是自我造成的皮肤损伤。欧洲皮肤病学和精神病学协会提出的分类将其称为"隐匿的"自我造成的皮肤损伤,如果患者否认自己造成皮肤损伤,则可能是做作性障碍和诈病(malingering)[3]。前者的驱动原因不明,通常与丧失、艰难的心理社会背景和童年遭遇不幸有关,是一种"哭泣的求助";后者与已知的动机、客观明确的外部奖赏有关,最常见的是经济补偿金 [3,16,17]。在做作性障碍中,患者对其行为的动机通常并不自知,即使引起病变的机制可能是有意识的或无意识的行为(后者属于分离谱系)[17]。Münchausen 综合征是一种做作性障碍,以德国 Karl Friedrich von Münchausen(1720—1797 年)的经历命名,患者需同时出现虚幻伪装的症状和"逛医"行为。前者指一种病理性说谎,诉说虚假的经历和想象的病史,后者指患者游走在不同的医院和医生之间,展示激发的皮肤症状,但始终否认自伤行为 [3]。佯病是一种做作性障碍,模拟常见的皮肤病,如坏疽性脓皮病这种嗜中性粒细胞性皮肤病,患者可出现疼痛性溃疡 [18]。另一种更为罕见的疾病是身体完整性认同障碍,可与做作性障碍共病,预后不好。身体完整性认同障碍是身体图示和自我的错乱,DSM-5 分类中尚未列出,由于自我认同的障碍,导致患者强烈渴望去除部分身体或皮肤 [18,19]。第一组中还有一个非常重要的亚类:抠皮障碍,同样,其分类也常模糊不清,尚未统一。抠皮障碍是一种患者并不否认的自我造成的皮肤损伤[3]。DSM-5将抠皮障碍列为一个独立的诊断，认为抠皮障碍总体上属于强迫障碍谱系，包括 5 个附加标准（表 5.2）[8,9,20]。欧洲皮肤病学和精神病学协会认为抠皮综合征具有强迫（如剥脱性痤疮或拔毛癖）和冲动谱系（如切割皮肤或揭疮疤）两种潜在的精神病理机制[3]。在临床实践中，我们确实会观察到抠皮综合征表现出冲动谱系的特征，而且有些疾病可以具有多种精神病理，例如拔毛癖。拔毛癖是一种自我诱发的毛发缺失，可影响身体的不同部位，根据 DSM-5，应满足以下诊断标准：反复拔出自己的头发导致毛发减少；反复尝试减少或停止拔毛；拔毛引起具有临床意义的痛苦；不能用其他精神障碍的症状更好地解释拔毛现象；拔毛或脱发不能归因于其他躯体疾病（如脱发性皮肤病）[8,21]。抠皮障碍的其他例子还有剪毛癖（trichotemnomania）（不停剪断毛发，强迫障碍谱系）、挠头症（摩擦和抓挠头皮，强迫障碍谱系）、抓挠或抠皮、强迫舔嘴唇和啃甲癖（也就是咬指甲，常出现在强迫障碍谱系中）[3,22]。

　　第二类心身性皮肤病是心理生理性皮肤病，包括所有由压力诱发或加重的皮肤疾病，其潜在变化涉及神经内分泌免疫机制，例如银屑病[23,24]。有关心理神经内分泌免疫的生物学机制在第二章中讨论。

　　第三类是皮肤感觉障碍，包括皮肤的瘙痒以及疼痛、刺痛、灼烧、痛觉超敏 allodynia 或麻木等感觉异常的不快感受，可伴有搔抓的欲望。这些患者不出现原发性皮肤病，而且与自述的不适感觉类型相对应的是有些患者可以出现继发性皮肤损害[25]。例如，瘙痒与搔抓密切相关，但疼痛、痛觉超敏、麻木、刺痛则可以没有继发性皮损，此时，应该考虑小纤维神经病的诊断[26,27]。敏感皮肤是一个相对较新的概念，与皮肤的高反应性有关，导致皮肤发红以及灼烧、瘙痒或刺痛等不适症状，没有明显的皮肤异常表现，这些症状可由多种因素触发，例如环境变化、心理因素，甚至在皮肤上涂抹的化妆品。越来越多的证据表明，它同样也可以由小纤维神经病引起[27,28]。皮肤感觉障碍中的重要疾病还包括：特发性瘙痒和心因性瘙痒，两者都是瘙痒的亚型，两者均缺乏常见的导致瘙痒的系统性病因，如代谢、肝胆、副肿瘤、血液和感染，所有的检查结果均为阴性，但并不完全等同，在精神病学和心理学领域有着特定的诊断标准（由法国心身性皮肤病小组提出（表 5.3）[10,28,29]）。与其他类型的瘙痒一样，心因性瘙痒既可以泛发全身也可以局部于某处，后者中头皮处的发生率最高，常见于成年女性，通常缺乏原发性皮肤病,临床可以观察到包括表皮剥脱等继发性损害。然而,必须牢记的是,即使是缺乏原发性皮肤损害的头皮瘙痒也可能与系统性疾病或神经学病因有关 [30]。最后,本类别中其他感觉障碍,如灼口综合征和外阴痛,在临床中相对常见,而且发病与心理社会因素相关,形成恶性循环 [31,32]。

最后一组分类包括可影响身体意象、产生心理社会后果的皮肤病和其他损容性皮肤问题,如慢性皮肤病,尤其是在身体可见部位有病变的状况 [33-35]。

表 5.1　欧洲皮肤病学和精神病学协会关于自我造成的皮肤损伤的分类

自我造成的皮肤损伤	
"隐秘"的自我造成的皮肤损伤: 　　做作性障碍 　　诈病	"非否认"自我造成的皮肤损伤(抠皮障碍): 　　冲动谱系 　　强迫症谱

表 5.2　DSM-5 提出的皮肤搔抓(抠皮)障碍的定义和分类

皮肤搔抓(抠皮)障碍 -DSM-5 中的分类纳入组:强迫及相关障碍	反复抓挠,导致皮损
	反复尝试减少或停止抓挠皮肤
	抓挠皮肤在社会、职业或其他重要功能领域造成临床上显著的痛苦或损害
	抓挠不是由于某种物质(如可卡因)或其他疾病(如疥疮)的生理效应所致
	另一种精神障碍的症状并不能更好地解释这种抓挠行为(例如,精神障碍中的错觉或触觉幻觉,试图改善身体变形障碍中的感知缺陷或缺陷,定型运动障碍中的定型观念,或试图在非自杀性自伤中伤害自己)

表 5.3　法国心身性皮肤病学小组提出的心因性瘙痒诊断标准

3 个强制性标准:
局部或全身瘙痒(无原发性皮肤病变)
慢性瘙痒(>6 周)
无躯体原因

（续表）

7 个可选标准中的 3 个：

瘙痒的发生与一个或多个可能产生心理影响的生活事件之间的时间关系

与压力相关的强度变化

与昼日变化相关

休息或不活动期间的瘙痒减轻

相关心理障碍

精神药物可以改善的瘙痒

心理治疗可以改善的瘙痒

总结与反思：分类及其微妙与困难

　　实现心身性皮肤病的研究性文献能够使用统一的术语和分类系统的目标尚需时日。即使是最近的科学论文，引用的仍然是古老的术语，采取的仍然是各自不同的分类。因此，有必要在科学期刊上强调并实施严格的标准，只有这样，才能在临床实践中产生重大影响。

　　如本章所述，心身性皮肤病学是一个交叉学科，患者不仅会咨询皮肤科医生和精神科医生，其他专业和全科医生也会遇到，更加凸显了术语标准化和相关简明实用分类的重要性，而这也正是本章撰写之目的。

　　无论如何，毋庸置疑的是作为心身性皮肤病学的非常重要的工具，即使一个标准统一的疾病分类系统，应用于如此僵化的临床实践中时，也会出现各种瑕疵和不足。一方面，同一个心身性皮肤病可以被纳入两个不同的类别，导致临床处置时需要更加复杂的方法。例如银屑病，属于心理生理性皮肤病，但同样也属于具有心理社会后果的皮肤病。另一方面，虽然有些病症传统上表现为某一特定的精神病理，但在临床实践中可以观察到与其他精神病理的重叠现象，例如强迫和妄想之间的界限很小，强调了精神病理的界限并不严格，影响临床管理[36,37]。如在心身性皮肤病中，可以观察到寄生虫妄想的患者

可同时或在妄想出现前存在强迫症状。另一个有趣的例子是存在分离成分
的做作性障碍，可同时或在发展为分离行为前出现强迫症状。此外，对于做
作性障碍，必须与身体完整性认同障碍进行鉴别诊断，后者较少为人知晓，而
且管理困难[19]。

最后，应特别注意避免使用含糊不清的术语，如"医学上无法解释的症
状"，因为在皮肤科，即使同时存在精神疾病，没有明显的症状并不意味着该
疾病有心理病因。

在心身性皮肤病的术语和分类方面缺乏足够的医学知识可能会给患者
贴上不正确的标签，令其感到沮丧和绝望，增加继发抑郁等精神共病的可能。
近年来，越来越多的心身性皮肤病研究表明，"看不见的"皮肤症状也可能是
客观生物学机制的结果，这是皮肤病学与心身性皮肤病学的新纪元。强调了
皮肤症状无论是否可见，可能都与大脑共享生理学机制，并与人类的思维联
系在一起，不同于以往的关于皮肤症状完全来源于"大脑"，应牢记这一概念
并应用于临床实践[5,38]。

（侯宇 译，张海萍 校）

参考文献

1. Jutel A. Classification, disease, and diagnosis. Perspect Biol Med. 2011;54(2):189–205.

2. Jafferany M. Psychodermatology: a guide to understanding common psychocutaneous disorders. Prim Care Companion J Clin Psychiatry. 2007;9(3):203–13.

3. Gieler U, Consoli SG, Tomás-Aragones L, Linder DM, Jemec GB, Poot F, Szepietowski JC, de Korte J, Taube KM, Lvov A, Consoli SM. Self-inflicted lesions in dermatology: terminology and classification – a position paper from the European Society for Dermatology and Psychiatry (ESDaP). Acta Derm Venereol. 2013;93(1):4–12.

4. Ring HC, Smith MN, Jemec GB. Self-inflicted skin lesions: a review of the terminology. Acta Dermatovenerol Croat. 2014;22(2):85–90.

5. Ferreira BR, Pio-Abreu JL, Reis JP, Figueiredo A. Medically unexplained dermatologic

symptoms and psychodermatology. J Eur Acad Dermatol Venereol. 2018;32(12):e447–8.

6. Ferreira BR, Pio-Abreu JL, Reis JP, Figueiredo A. First psychodermatology clinic in a Portuguese Department of Dermatology. J Eur Acad Dermatol Venereol. 2019;33(3):e119–20.

7. Nowak DA, Wong SM. DSM-5 update in Psychodermatology. Skin Therapy Lett. 2016;21(3):4–7.

8. American Psychiatric Association. Diagnostic and statistical manual of mental disorders: DSM-5. Arlington: American Psychiatric Association; 2013.

9. Jafferany M, Patel A. Skin-picking disorder: a guide to diagnosis and management. CNS Drugs. 2019;33(4):337–46.

10. Misery L, Alexandre S, Dutray S, Misery L, Alexandre S, Dutray S, Chastaing M, Consoli SG, Audra H, Bauer D, Bertolus S, Callot V, Cardinaud F, Corrin E, Feton-Danou N, Malet R, Touboul S, Consoli SM, et al. Functional itch disorder or psychogenic pruritus: suggested diagnosis criteria from the French psychodermatology group. Acta Derm Venereol. 2007;87(4):341–4.

11. França K, Roccia MG, Castillo D, ALHarbi M, Tchernev G, Chokoeva A, Lotti T, Fioranelli M. Body dysmorphic disorder: history and curiosities. Wien Med Wochenschr. 2017;167(Suppl 1):5–7.

12. Phillips KA, Hart AS, Simpson HB, et al. Delusional versus nondelusional body dysmorphic disorder: recommendations for DSM-5. CNS Spectr. 2014;19(1):10–20.

13. Hinkle NC. Ekbom syndrome: a delusional condition of "bugs in the skin". Curr Psychiatry Rep. 2011;13(3):178–86.

14. Ferreira BR, Roccia MG, Cardoso JC, França K, Wollina U, Lotti T, Fioranelli M. History of Morgellons disease: the same name for different psychodermatologic diseases? Wien Med Wochenschr. 2017;167(Suppl 1):49–51.

15. Bewley AP, Lepping P, Freudenmann, Taylor R. Delusional parasitosis: time to call it delusional infestation. Br J Dermatol. 2010;163(1):1–2.

16. Tomas-Aragones L, Consoli SM, Consoli SG, Poot F, Taube KM, Linder MD, Jemec GB, Szepietowski JC, de Korte J, Lvov AN, Gieler U. Self-inflicted lesions in dermatology: a management and therapeutic approach – a position paper from the European Society for Dermatology and Psychiatry. Acta Derm Venereol. 2017;97(29):159–72.

17. Jafferany M, Kobusiewicz A, Ferreira BR, Garan S, Havryliuk O. Factitious disorders in children: clinical and therapeutic consideration. Dermatol Venereol. 2019;2(84):8–14.

18. Ferreira BR, Reis JP, Figueiredo A. 'Secret' self-inflicted skin lesions: a challenge in dermatology. Acta Medica Port. 2017;30(2):155.

19. Macauda G, Bekrater-Bodmann R, Brugger P, Lenggenhager B. When less is more – implicit preference for incomplete bodies in xenomelia. J Psychiatr Res. 2017;84:249–55.

20. Niemeier V, Peters E, Gieler U. Skin-picking disorder. Hautarzt. 2015;66(10):781–90.

21. França K, Kumar A, Castillo D, Jafferany M, Hyczy da Costa Neto M, Damevska K, Wollina U, Lotti T. Trichotillomania (hair pulling disorder): clinical characteristics, psychosocial aspects, treatment approaches, and ethical considerations. Dermatol Ther. 2019;32(4):e12622.

22. Gupta MA, Gupta AK. Self-induced dermatoses: a great imitator. Clin Dermatol. 2019;37(3):268–77.

23. Peters EM. Stressed skin? – a molecular psychosomatic update on stress-causes and effects in dermatologic diseases. J Dtsch Dermatol Ges. 2016;14(3):233–52.

24. Ferreira BI, Abreu JL, Reis JP, Figueiredo AM. Psoriasis and associated psychiatric disorders: a systematic review on etiopathogenesis and clinical correlation. J Clin Aesthet Dermatol. 2016;9(6):36–43.

25. Gupta MA, Gupta AK. Cutaneous sensory disorder. Semin Cutan Med Surg. 2013;32(2):110–8.

26. Misery L, Bodere C, Genestet S, Zagnoli F, Marcorelles P. Small-fibre neuropathies and skin: news and perspectives for dermatologists. Eur J Dermatol. 2014;24(2):147–53.

27. Misery L. Sensitive skin, reactive skin. Ann Dermatol Venereol. 2019;146(8-9):585–91.

28. Talagas M, Misery L. Role of keratinocytes in sensitive skin. Front Med (Lausanne). 2019;6:108.

29. Misery L, Dutray S, Chastaing M, Schollhammer M, Consoli SG, Consoli SM. Psychogenic itch. Transl Psychiatry. 2018;8(1):52.

30. Vázquez-Herrera NE, Sharma D, Aleid NM, Tosti A. Scap itch: a systematic review. Skin Appendage Disord. 2018;4(3):187–99.

31. Teruel A, Patel S. Burning mouth syndrome: a review of etiology, diagnosis, and manage-

ment. Gen Dent. 2019;67(2):24–9.

32. Tribó MJ, Canal C, Baños JE, Robleda G. Pain, anxiety, depression, and quality of life in patients with Vulvodynia. Dermatology. 2019;6:1–7.

33. Vallerand IA, Lewinson RT, Parsons LM, Hardin J, Haber RM, Lowerison MW, Bernabe C, Patten SB. Vitiligo and major depressive disorder: a bidirectional population-based cohort study. J Am Acad Dermatol. 2019;80(5):1371–9.

34. Hawro M, Maurer M, Weller K, Maleszka R, Zalewska-Janowska A, Kaszuba A, Gerlicz-Kowalczuk Z, Hawro T. Lesions on the back of hands and female gender predispose to stigmatization in patients with psoriasis. J Am Acad Dermatol. 2017;76(4):648–54.

35. Orion E, Wolf R. Psychologic consequences of facial dermatoses. Clin Dermatol. 2014;32(6):767–71.

36. Zhu TH, Nakamura M, Farahnik B, Abrouk M, Reichenberg J, Bhutanu T, Koo J. Obsessive-compulsive skin disorders: a novel classification based on degree of insight. J Dermatolog Treat. 2017;28(4):342–6.

37. Gandhi P, Gadit AM. Delusion or obsession: clinical dilemma. BMC Res Notes. 2012;5:384.

38. Bransfield RC, Friedman KJ. Differentiating psychosomatic, somatopsychic, multisystem illnesses, and medical uncertainty. Healthcare (Basel). 2019;7(4).

第六章
用于心身性皮肤病患者的问卷、量表和筛查方法

皮肤科可使用的相关问卷概述

19世纪的物理学家开尔文勋爵说过:"量化有助于了解","当你可以去测量自己所言之物,并能够使用数字去表达它时,你对它就更多了一些了解"[1]。毋庸置疑的是,从研究领域到临床实践,测量在医学中都极为重要。特别是面对罹患心身性皮肤病的患者,其心理过程及与皮肤症状有关的精神病理主诉相对主观,使用筛查工具有助于指导临床实践和研究,可以相对客观地记录心理健康损害及对患者生活质量影响的程度。

论及筛查问卷和量表在心身性皮肤病学研究中的作用,如能够评估皮肤病对生活质量影响的 Skindex-29 评分[2],可以参考 2017 年在哥伦比亚开展的一项多中心研究[3],结果发现:银屑病、接触性皮炎、特应性皮炎、荨麻疹、毛发疾病、麻风病、瘢痕、多汗症和生殖器疣是对患者影响最大的皮肤疾病。然而,有趣的是,有些症状很轻甚至无症状的皮肤问题也显示出对患者生活质量的显著影响,凸显了采用心理测试方法确定造成患者痛苦的皮损和症状类型的重要性[2]。临床上,疾病的严重程度与疾病给患者造成的心理及对生活质量的影响程度并不完全相等[3]。因此,用于研究的筛查问卷和量表需要能够全面反映不同皮肤病对心理健康和生活质量的影响,以评估患者对皮肤病的看法,包括皮损的特点、分布、受累部位不适的症状以及对治疗的满意度。包括银屑病在内的一些疾病的系统性治疗,需要对患者的心身因素进行综合评价,因此临床需要这样的评估[4,5]。

　　然而在实际操作中,一些问卷和量表包含了大量的问题,耗费时间,反而可能会干扰医患关系,虽然可以为诊断和治疗提供一些有价值的信息,也不应替代临床面诊和体格检查。另一方面,量表和问卷可以更为全面地评估患者的精神状态,为验证临床诊断提供了更多信息,因此推荐一些实用的工具:例如用于评估抑郁和焦虑症状的"医院焦虑和抑郁量表"(Hospital Anxiety and Depression Scale, HADS)和用于评估对生活质量影响的"皮肤病生活质量指数"(Dermatology Life Quality Index, DLQI)[6,7]。

如何接诊心身性皮肤病患者?

　　第五章已经提到,心身性皮肤病涵盖的范围很广,评估患者时应考虑所患疾病的种类:以皮肤症状为主的原发的精神病理性疾病(有或无继发性皮肤损害);与精神心理因素密切相关的心理生理性皮肤病;皮肤感觉障碍;继发于皮肤病或损容性皮肤问题的精神或社会心理共病。

　　表 6.1 列出了临床中采集心身性皮肤病患者病史的几个要点。体格检查应首先明确患者有无皮肤病? 是否为原发? 有无继发性皮肤损害或者皮肤根本没有任何损害? 同时考虑患者是否存在瘙痒或感觉障碍等症状及其严重程度,结合所有的临床表现,包括原发或继发性皮损的演变过程[8]。其他还需要了解的内容包括压力是否与患者症状的发生或加重有关[9]? 患者所服药物与疾病的关系? 前者常常在分析心理生理性皮肤病患者时被忽略,后者可以是患者瘙痒的触发因素[8],也可以借此了解患者潜在的精神共病;此外还需了解患者是否存在心身性皮肤病患者中非常常见的睡眠障碍[9]。

　　如表 6.2 所示,可以通过简单的精神状况的检查,进一步确定与皮肤问题相关的重要的精神心理因素,了解患者是否洞悉其存在一定的临床症状,这是一个相对复杂的概念,即患者是否意识到自己存在着某种需要治疗的精神疾患[10]。在心身性皮肤病中最典型的例子是寄生虫妄想,其特征是患者坚定不移地确信体内有寄生物(寄生虫或某种无生命物质),这类患者极少找精神科或心身性皮肤病专科医生诊治。因此,应培训所有的临床医生这一疾病的诊断,以避免过度检查和强化患者的妄想观念。实际上,医生们可以在对症缓解皮肤症状后,向患者解释进一步请心身性皮肤病专家评估病情的必要性[11,12]。有趣的是,以往归类于强迫谱系的精神障碍,患者具有一定的自知力,在疾病的发展过程中可能表现出精神病性症状,有时可共病妄想。例如,躯体变形障碍,医疗专业人员对此状况的认知不足,患者的管理也非常困难,自杀率较高。接诊这类患者的首诊医生们责任重大,应尽早期识别,避免延误正确的治疗而造成灾难性的后果。可以对患者进行有针对性的疾病心理教育,尽量弱化患者继续寻求外科或美容治疗的意愿;很难说服缺乏自知力的患者放弃不合理的想法,较好的策略是将患者的注意力集中在疾病引起的痛苦上,以顺势提出进一步请精神科或心身性皮肤病专科医生会诊的必要性[13]。表 6.1和表 6.2 中介绍的另一个重点是当前和过往的家庭、社会背景以及重要的社会关系。例如,在做作性障碍中这些因素就特别重要,童年的遭遇、家庭背景或职场问题可能是做作性障碍的重要的促发因素[14,15]。家庭医生非常了解患者的家庭动力,更方便找到问题的原因,可以介绍患者咨询包含心身性皮肤病专家的真正的多学科团队会诊:通过心理干预的方法,探究社会心理背景方面的具体问题,除外原发性皮肤病,治疗精神共病[14]。

表 6.1 心身性皮肤病中如何采集临床病史(由 Ferreira、Jafferany & Patel 建议)

心身性皮肤病中采集临床病史的主要问题	皮损的表现,分布,是否为原发性或继发性皮损
	存在瘙痒或感觉障碍
	皮肤症状持续时间及前驱症状
	皮肤症状诱发或恶化的因素——是否由压力诱发?
	个人史:之前是否被诊断患有皮肤病、精神病、睡眠障碍或其他疾病?
	家族史:之前是否有成员被诊断为精神病或慢性皮肤病?
	患者正在接受皮肤病 / 精神病 / 药物治疗吗? 睡眠如何? 使用何种药物? 何时开始?
	社会环境描述:儿童期至今(职业,关系,家庭环境)

表 6.2　如何简单评估皮肤病患者的心理状态（由 Ferreira、Jafferany 和 Patel 制定）

心身性皮肤病中基本的精神心理评估	分析外观(姿势,服饰)和行为(精神活动,眼神交流,强迫行为)
	询问当前皮肤症状带来的经历与感受——皮肤病或皮肤问题
	询问生理功能,即食欲和睡眠:是否改变了？如何？从什么时候开始？
	询问当前和过去最相关的因素?
	了解患者使用的应对策略 评估风险 - 是否有自杀倾向、自杀企图、自杀想法或计划?
	开放性问题:你想改变什么,如何改变(关于皮肤,社会关系,家庭,工作)?
	临床面诊中要分析的方面:情绪,洞察力,认知功能,知觉,思想(形式和内容)和言语(音量,流畅度和节奏)

　　图 6.1 展示了陆续开发的一些筛查问卷,用于诊断与皮肤病有关的特定的精神心理健康问题,可以提高准确性 [16-20]。心身性皮肤病患者常见的共病是焦虑和抑郁谱系,HADS 是一个在日常临床实践中非常实用且很有帮助的工具,可以在几分钟内完成,根据症状的严重程度以明确患者是否需要进一步评估、采用相应的药物治疗或心理干预。HADS 由 Zigmond 和 Snaith 开发 [6],包括评估抑郁严重程度的 7 个项目和评估焦虑严重程度的 7 个项目;焦虑或抑郁评分介于 0 到 21 之间(正常、轻度、中度或重度的焦虑和 / 或抑郁)。此外,其他的问卷和量表可被用于描述特定皮肤病对生活质量的影响或其临床表现的严重程度,详见图 6.2 [21-27]。整体而言,皮肤病生活质量指数(DLQI)是评估成年人皮肤疾病对生活质量的影响的一种有用工具 [7],在儿

述情障碍	焦虑	认知功能	抑郁	强迫症状	躯体症状	物质使用障碍
21条目多伦多述情障碍量表[16]	医院焦虑抑郁量表[6]	简明精神状态检查[17]	医院焦虑抑郁量表[6]	多维强迫量表[18]	患者健康问卷-15[19]	CAGE问卷[20]

图 6.1　心身性皮肤病诊疗中用于评估精神病理的问卷及量表

科则建议使用儿童皮肤病生活质量指数（Children's Dermatology Life Quality Index, CDLQI）[28]。

　　图6.3重点突出了当缺乏原发性皮肤病线索时全身瘙痒的鉴别诊断，这是一个非常重要的话题[29]。感觉异常综合征的精神病性共病（尤其是焦虑和抑郁）并不少见，仍需通过常规临床检查除外以下病因：灼口综合征、某些维生素缺乏症（尤其是B族维生素和叶酸）和Sjögren综合征。无原发性皮肤病的头皮感觉异常，可能最终发现与原发性神经系统疾病（例如多发性硬化症）

寻常痤疮	特应性皮炎	躯体变形障碍	化脓性汗腺炎	银屑病	皮肤肿瘤	抠皮症
Cardiff痤疮伤残指数[21]	婴儿皮肤病生活质量指数[22]	躯体变形障碍症状量表[23]	HIDRA转盘[24]	银屑病伤残指数[25]	皮肤癌指数[26]	抠皮量表[27]

图6.2　心身性皮肤病相关问卷及量表示例

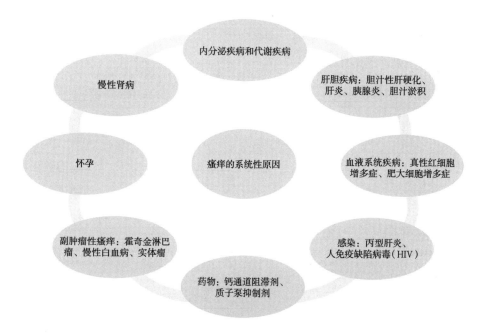

图6.3　皮肤瘙痒症的鉴别诊断

有关。无特定皮肤疾病的肛门生殖器感觉异常综合征,应考虑腰骶神经根病。最后,发生于双足、双腿和双手的慢性瘙痒或感觉异常情况,应怀疑小纤维多神经病,通过神经系统检查和小腿远端皮肤活检的免疫组化染色,除外可能的病因(包括糖尿病、维生素 B_{12} 缺乏和血液系统肿瘤)后确诊 [8]。

总结与反思:心身性皮肤病医学教育的必要性

虽然皮肤科患者存在精神共病的比例为 30%,但是 85% 有皮肤症状的患者被证实社会心理因素与其皮肤疾病存在密切关系 [30]。然而,专业的心身性皮肤病医疗机构仍然很少,绝大多数心身性皮肤病患者的临床接诊医生从未接受过心身性皮肤病学的培训 [31,32]。皮肤病相对主观的特点以及患者的社会心理问题仍然被严重低估,整体上认知不足 [9,33]。这一状况不仅存在于皮肤科和精神科,在医学的其他分支学科也是如此,患者的生活质量降低,并且可能是疾病恶化的因素之一 [34]。即使有一些专门的心身性皮肤病诊所或专家,大多数患者也不会被转诊 [9,35]。因此,应在医学课程、全科医学和家庭医学中实施和推广心身性皮肤病学的基本知识。考虑到全科医生在为患者提供连续的照护并且与患者及其家属的联系更加紧密,其在诊治心身性皮肤病患者的过程中作用显著,因而在疾病的预防和改善健康中也起着举足轻重的作用 [36]。

(周田田 译,张海萍 校)

参考文献

1. Lagerros YT. Physical activity--the more we measure, the more we know how to measure. Eur J Epidemiol. 2009;24(3):119–22.

2. Sanclemente G, Burgos C, Nova J, Hernández F, González C, Reyes MI, Córdoba N, Arévalo Á, Meléndez E, Colmenares J, Ariza S, Hernández G, Asociación Colombiana de Dermatología y Cirugía Dermatológica (Asocolderma). The impact of skin diseases on

quality of life: a multicenter study. Actas Dermosifiliogr. 2017;108(39):244–52.

3. Chren MM. The Skindex instruments to measure the effects of skin disease on quality of life. Dermatol Clin. 2012;30(2):231–6, xiii.

4. Mattei PL, Corey KC, Kimball AB. Psoriasis Area Severity Index (PASI) and the Dermatology Life Quality Index (DLQI): the correlation between disease severity and psychological burden in patients treated with biological therapies. J Eur Acad Dermatol Venereol. 2014;28(3):333–7.

5. Krueger G, Koo J, Lebwohl M, Menter A, Stern RS, Rolstad T. The impact of psoriasis on quality of life: results of a 1998 National Psoriasis Foundation patient-membership survey. Arch Dermatol. 2001;137(3):280–4.

6. Zigmond AS, Snaith RP. The hospital anxiety and depression scale. Acta Psychiatr Scand. 1983;67(6):361–70.

7. Finlay AY, Khan GK. Dermatology Life Quality Index (DLQI)--a simple practical measure for routine clinical use. Clin Exp Dermatol. 1994;19(3):210–6.

8. Bolognia JL, Schaffer JV, Duncan KO, Ko CJ. Pruritus and dysesthesia. In: Bolognia JL, Schaffer JV, Duncan KO, Ko CJ, editors. Dermatology essentials. 3rd ed. Oxford: Saunders/Elsevier; 2014. p. 39–49.

9. Ferreira BR, Pio-Abreu JL, Reis JP, Figueiredo A. First psychodermatologic clinic in a Portuguese Department of Dermatology. J Eur Acad Dermatol Venereol. 2019;33(3):e119–20.

10. Reddy MS. Insight and psychosis. Indian J Psychol Med. 2015;37(3):257–60.

11. Katsoulis K, Rutledge KJ, Jafferany M. Delusional infestation: a prototype of psychodermatological disease. Int J Dermatol. 2019.

12. Altaf K, Mohandas P, Marshall C, Taylor R, Bewley A. Managing patients with delusional infestations in an integrated psychodermatology clinic is much more cost-effective than a general dermatology or primary care setting. Br J Dermatol. 2017;177(2):544–5.

13. Phillips KA, Dufresne RG Jr. Body dysmorphic disorder: a guide for primary care physicians. Prim Care. 2002;29(1):99–111, vii.

14. Mohandas P, Bewley A, Taylor R. Dermatitis artefacta and artefactual skin disease: the need for a psychodermatology multidisciplinary team to treat a difficult condition. Br J Dermatol. 2013;169(3):600–6.

15. Jafferany M, Kobusiewicz A, Ferreira BR, Garan S, Havryliuk O. Factitious disorders in children: clinical and therapeutic consideration. Dermatol Venereol. 2019;2(84):8–14.

16. Bagby RM, Taylor GJ, Parker JD. The twenty-item Toronto alexithymia scale--II. convergent, discriminant, and concurrent validity. J Psychosom Res. 1994;38(1):33–40.

17. Trivedi D. Cochrane review summary: Mini-Mental State Examination (MMSE) for the detection of dementia in clinically unevaluated people aged 65 and over in community and primary care populations. Prim Health Care Res Dev. 2017;18(6):527–8.

18. Abramowitz JS, Deacon BJ, Olatunji BO, Wheaton MG, Berman NC, Losardo D, Timpano KR, McGrath PB, Riemann BC, Adams T, Björgvinsson T, Storch EA, Hale LR. Assessment of obsessive-compulsive symptom dimensions: development and evaluation of the Dimensional Obsessive-Compulsive Scale. Psychol Assess. 2010;22(1):180–98.

19. Kroenke K, Spitzer RL, Williams JB. The PHQ-15: validity of a new measure for evaluating the severity of somatic symptoms. Psychosom Med. 2002;64(2):258–66.

20. Williams N. The CAGE questionnaire. Occup Med (Lond). 2014;64(6):473–4.

21. Finlay AY. Quality of life assessments in dermatology. Semin Cutan Med Surg. 1998;17(4):291–6.

22. Lewis-Jones MS, Finlay AY, Dykes PJ. The infants' dermatitis quality of life. Br J Dermatol. 2001;144:104–10.

23. Wilhelm S, Greenberg JL, Rosenfield E, Kasarskis I, Blashill AJ. The Body Dysmorphic Disorder Symptom Scale: development and preliminary validation of a self-report scale of symptom specific dysfunction. Body Image. 2016;17:82–7.

24. Chiricozzi A, Bettoli V, De Pità O, Dini V, Fabbrocini G, Monfrecola G, Musumeci ML, Parodi A, Sampogna F, Pennella A, Buzzulini F, Gualberti G, di Luzio Paparatti U, Atzori L. HIDRAdisk: an innovative visual tool to assess the burden of hidradenitis suppurativa. J Eur Acad Dermatol Venereol. 2019;33(1):e24–6.

25. Finlay AY, Khan GK, Luscombe DK, Salek MS. Validation of sickness impact profile and psoriasis disability index in psoriasis. Br J Dermatol. 1990;123(6):751–6.

26. Rhee JS, Matthews BA, Neuburg M, Logan BR, Burzynski M, Nattinger AB. The skin cancer index: clinical responsiveness and predictors of quality of life. Laryngoscope. 2007;117(3):399–405.

27. Keuthen NJ, Wilhelm S, Deckersbach T, Engelhard IM, Forker AE, Baer L, Jenike MA. The Skin Picking Scale: scale construction and psychometric analyses. J Psychosom Res. 2001;50(6):337–41.

28. Lewis-Jones MS, Finlay AY. The Children's Dermatology Life Quality Index (CDLQI): initial validation and practical use. Br J Dermatol. 1995;132(6):942–9.

29. Vázquez-Herrera NE, Sharma D, Aleid NM, Tosti A. Scap itch: a systematic review. Skin Appendage Disord. 2018;4(3):187–99.

30. Goyal N, Shenoi S, Prabhu SS, Sreejayan K, Munoli R, Rai S. Psychodermatology liaison clinic in India: a working model. Trop Dr. 2018;48(1):7–11.

31. Muralidharan V, Zahedi D, Kaur B, Goulding JMR. Diagnosis and management of psychodermatological problems: confidence levels among dermatologists and psychiatrists. Clin Exp Dermatol. 2019.

32. Elpern DJ. Medically unexplained dermatologic symptoms still a problem. J Eur Acad Dermatol Venereol. 2018;32(12):e449.

33. Elpern DJ. Digging for the deeper diagnoses in dermatology. Perm J. 2019;24:19.090.

34. Connor CJ. Management of the psychological comorbidities of dermatological conditions: practitioners' guidelines. Clin Cosmet Investig Dermatol. 2017;10:117–32.

35. Roche L, Switzer V, Ramsay B. A retrospective case series of referrals to our psychodermatology clinic 2009-2016. J Eur Acad Dermatol Venereol. 2018;32(7):e278–9.

36. Kearley KE, Freeman GK, Heath A. An exploration of the value of the personal doctor-patient relationship in general practice. Br J Gen Pract. 2001;51(470):712–8.

第七章
心理生理性皮肤病

引言

　　心理生理性皮肤病的发生或加剧与个体对情绪状态的反应有关。银屑病、痤疮、特应性皮炎等疾病的患者经常会报告其病情随着社会心理事件的变化起起伏伏。此外,应激在行为、免疫和内分泌反应的启动过程中发挥重要作用,因此也会影响心理生理性疾病的严重程度。通常,特定的压力状况和生活事件往往引发过度焦虑,这可能会导致某些皮肤病的复发。本章就此观点进行讨论。

特应性皮炎

　　特应性皮炎(AD)是常见的炎症性皮肤病,临床表现多样,包括红斑、瘙痒、鳞屑、渗出结痂和苔藓化。据统计,1% ～ 3% 的成人和 20% 的儿童罹患特应性皮炎,AD 已成为世界上最常见的皮肤病之一 [1]。患有 AD 的婴幼儿皮损通常出现在面颊、头皮、四肢伸侧,后在皮肤皱褶部位出现瘙痒、红斑、丘疹和丘疱疹,皮损可能演变为斑块并伴有渗出,经常因反复抓挠和摩擦而出现苔藓样变。相反的是,成年人常常表现为亚急性到慢性的病变过程,并伴有苔藓化,尽管身体的其他部位也可能受到影响,但屈曲皱褶部位受累是本病典型的表现 [2]。Silvestre Salvador 等讨论了成人 AD 诊断的困难之处,认为由儿童 AD 发展而来的诊断标准并不适用于成人的诊断 [3]。正因为如此，成人 AD 通常是一种排他性诊断，如果医生怀疑是成人 AD，应建议患者进行全面检查以排除其他相似的疾病。此外，近年来 AD 的发病率有所增加，这归因于更常见和更早地接触环境因素，如食品添加剂、尘螨、花粉和空气污染物。数据表明，在新西兰和英国等流行率最高的地区，该疾病发病率处于平稳状态，但在发展中国家和低收入国家，受累儿童的数量正在惊人地增加 [4]。总体发病率上升的一个可能的解释是卫生学假说，即在生命早期缺乏微生物暴露可能会使个体改变正常的免疫过程，从而更易罹患 AD[5]。

除了主要的皮肤病治疗之外，AD 的治疗策略应该集中在减少"瘙痒 - 搔抓"循环。此外，治疗抑郁、焦虑等精神共病以及采用适当的社会心理干预措施减少潜在的人际关系冲突也至关重要。已证实，非药物疗法如习惯逆转疗法（Habit Reversal Therapy, HRT）可以帮助患者减少"瘙痒 - 搔抓"的恶性循环。在一项包含 39 名 AD 患者的对照试验中，研究人员发现，与对照组相比，经过为期 3 周的治疗，实验组在结束时抓挠的行为明显减少 [6]。Daunton 等进一步说明 HRT 简单易学，是一种可以在 AD 管理中有效辅助局部治疗的技术 [7]。此外，在改善 AD 患者症状的严重程度方面，认知行为疗法（cognitive behavioral therapy, CBT）也被证明是有效的 [8,9]。关于药物干预，因为第一代抗组胺药物可以减少患者夜间抓挠，改善睡眠质量，曾被认为是治疗与 AD 相关的睡眠障碍的一线药物 [10]。三环类抗抑郁药多塞平已被证明能有效地治疗成人 AD 患者的夜间瘙痒，但由于该药的抗胆碱能作用，老年人使用时需注意不良反应的风险 [11]。

已证实结合心理治疗和药物干预的综合治疗方案对改善 AD 患者的整体生活质量最为有效。实施习惯逆转治疗、放松训练、压力管理课程和随访调整药物治疗，通常比单独治疗更加有效。

银屑病

银屑病是一种慢性的皮肤疾病，呈现不断复发 - 缓解的模式。慢性斑块型银屑病是寻常型银屑病最常见的类型，以鳞屑性红斑、丘疹和硬化斑块为特征,对称分布,主要出现在膝盖、肘部、腰骶部和头皮。美国有 300 万～ 500 万银屑病患者,西方国家 1.5% ～ 2% 的人口受累 [12]。40% 的银屑病患者有家族史,且与疾病的严重程度有关 [13]。银屑病的发病年龄在 20 ～ 30 岁和 50 ～ 60 岁之间呈双峰分布 [14]。已知的银屑病的危险因素包括遗传和环境因素,如:细菌和病毒感染、锂等药物因素,以及患者的生活方式 [15]。此外注意到,在 31% ～ 88% 的病例中,应激是诱发因素,尤其对于易感个体的作用更加明显 [16]。Stewart 等通过系统评价发现心理应激与发病、复发和疾病的严重程度之间存在时间上的相关性 [17]。患者反馈,与压力性生活事件相比,由病耻感和容貌缺陷带来的压力对于症状加重的作用更大。Lim 等发现女性、较年轻、发病较早以及皮损无法被衣物遮盖的患者更容易受到心理困扰,从而影响疾病的发生和发展 [18]。

随着对银屑病影响患者整体的社会心理健康的关注,证据也越来越多,已经意识到提高生活质量对于成功治疗患者至关重要。有望用于治疗银屑病的特定心理治疗方案包括正念冥想、CBT、动机访谈以及宣教和跨学科干预 [19]。CBT 可以有效地改善临床症状的严重程度,增强了个体应对银屑病慢性疾病本质的能力 [20]。此外,在一项对该技术有效性的系统评价中,Sijercic 等发现 CBT 在改善生活质量方面总体上是有效的,对于有精神疾病史的特定银屑病患者来说,更可能是一项有益的辅助治疗 [21]。因此,有必要对银屑病患者进行筛查,确定其是否存在潜在的心理应激,以提供最为全面而整体的干预。具体而言,通过了解人格特征以识别更容易遭受心理困扰的患者,从而对银屑病进行更加个性和全面的护理 [22]。筛查方法可以使未被诊断为精神疾病(如焦虑和抑郁)的个人得到适当的支持和治疗。随着认识的深入,进一步研究将有助于揭示抑郁和焦虑在银屑病病程中的作用、开发新的心理或药物干预方法,改善患者的生活质量。在药物干预方面,TNF-α 拮抗剂(如:阿达木单抗)和 IL-12/23 拮抗剂(如:乌司奴单抗)可以减轻银屑病患者的抑郁、疲劳和焦虑症状 [23,24]。需注意的是,使用某些精神药物,如:氟西汀、安非他酮和锂盐等治疗合并精神共病的银屑病患者时,可能使银屑病的症状加重。报道称,安非他酮和氟西汀不仅会加重银屑病的症状,还会诱发银屑病 [25-29]。

斑秃

斑秃(alopecia areata, AA)是一种相对常见的疾病,表现为局限性圆形脱发区,局部不表现出炎症反应。在全球范围内的发病率不断上升,影响约 2% 的人口,不同地区的发病率存在显著的差异,与儿童相比,成年人更为常见[30]。大多数情况下斑秃发生于头皮,但也可影响全身任何的有毛部位:文献报道可累及胡须、睫毛和眉毛等处[31]。绝大多数病例(约 80%)可在一年内自发地恢复毛发的再生,脱发发生时的严重程度是预测预后的有力指标[32]。斑秃的主要诊断特征是毛干断裂,典型的上粗下细的"感叹号"外观[33]。

虽然斑秃的病程不可以预测,但有多种治疗方法可以选择,并可以联合应用。治疗方法包括:局部(皮损内)注射糖皮质激素、局部外用米诺地尔,以及根据严重程度系统使用糖皮质激素和目前进入临床的局部免疫治疗。近期,使用富血小板血浆有望作为替代治疗[34]。在斑秃合并精神疾病的患者中,与精神药物疗效有关的研究非常有限。Abendini 等发现抗抑郁药可以改善共病重性抑郁障碍的斑秃患者的症状[35]。此外,一项对 AA 患者采用三环类抗抑郁药托夫尼兰(丙米嗪)75mg 的对照试验结果表明,与对照组相比,治疗组的毛发再生显著[36]。在非药物治疗的选择上,心理治疗、放松和压力管理技术的有效性的对照研究仍缺乏具体的结果。然而已被证实的是,支持性小组的团体互动是帮助患者应对疾病造成的社会心理影响的重要路径[37]。

痤疮

痤疮是一种炎症性皮肤病,通常发生在青春期,病因包括多种因素。大多数痤疮严重的患者都有家族史,因此,痤疮具有遗传易感性[38]。发病机制与面部、躯干部皮脂腺中痤疮丙酸杆菌的定植有关[39]。在一项对痤疮患者进行的大型流行病学调查中,Yentzer 等发现,女性患者占 65.2%,年龄在 18 岁以上占 61.9%,12 ~ 17 岁的青少年占 36.5%[40]。尽管痤疮可以在成年前好转,但成年后经历痤疮的比例也很大。Bhate 等研究后发现:痤疮在 20 岁至 30

岁之间持续发作者占 64%,30 岁至 40 岁之间持续发作者占 43%[41]。成年后持续存在的痤疮可能会留有明显的、深在的、肥厚的瘢痕,从而导致负面的社会心理影响,从心身性皮肤病学角度看,这是一个令人担忧的问题。特别是约 25% 的痤疮青少年在 18 岁后会出现永久性瘢痕[42]。

　　由于受影响的个体通常存在精神共病(抑郁、焦虑和社交恐惧症),因此应该进行适当的筛查和治疗。具体来说,由于自杀意念的增加,对年轻痤疮患者的持续监测和随访至关重要[43]。典型的治疗药物包括局部外用维 A 酸、全身和局部外用抗生素以及过氧苯甲酰[44]。非药物疗法包括认知行为治疗、放松训练和自我催眠,当这些疗法与严格监测的药物治疗联合使用时,可以改善痤疮患者的治疗结局[45]。曾报道某些药物,如异维 A 酸,与抑郁、自杀意念和自杀企图的风险增加有关[46,47]。尽管针对异维 A 酸在抑郁以及暴力行为发展中的潜在作用的研究结论还存在争议[48,49],美国食品药品管理局和药品制造厂商现在已经向患者发出有关潜在精神疾病并发症的警告:建议包括对精神障碍进行常规筛查,以及在开具异维 A 酸处方的同时对患者进行相关的危险因素教育[50]。

荨麻疹及血管性水肿

　　荨麻疹是肥大细胞脱颗粒的结果,导致风团 / 水肿的形成。血管性水肿的过程与荨麻疹相同。但是,它会形成较大的水肿区,边界不清且累及真皮深层和黏膜,而不是荨麻疹主要累及的真皮浅层[51]。血管性水肿发展缓慢,可持续数天,而荨麻疹通常不超过 1 天[52]。风团(荨麻疹)和 /或血管性水肿持续时间超过 6 周者定义为慢性形式,而急性荨麻疹表现为自发性反复发作,持续时间不到 6 周[53]。急性荨麻疹的诱因包括感染、药物反应和某些食物[54]。相比之下,据报道,绝大多数情况下,急性荨麻疹占病例的 80% ～ 90%,慢性荨麻疹多是特发性的[55]。

　　与化学物质、药物或食物暴露相关的荨麻疹和血管性水肿,应立即消除诱因。治疗慢性荨麻疹和 / 或血管性水肿的一线药物是第二代抗组胺药物。因不良反应明显,应避免使用第一代抗组胺药物[56]。精神药物多塞平(抗抑郁药）也显示出能够有效治疗慢性荨麻疹的前景，但是目前的样本量相对较少 [57,58]。此外，慢性荨麻疹患者更多的共病精神问题。具体而言，与对照组相比，慢性荨麻疹患者明显更多地存在抑郁和焦虑 [59,60]。因此，成功的管理包括加强沟通，建立稳固的医患关系，以及在需要时转介给心理治疗师。虽然慢性荨麻疹患者存在明显的精神共病，但慢性荨麻疹非药物疗法的有效性尚未得到充分的研究，需要增加研究和临床试验。

（朱里 译，张海萍 校）

参考文献

1. Mayba JN, Gooderham MJ. Review of atopic dermatitis and topical therapies. J Cutan Med Surg. 2017;21(3):227–36.

2. Mortz CG, Andersen KE, Dellgren C, Barington T, Bindslev-Jensen C. Atopic dermatitis from adolescence to adulthood in the TOACS cohort: prevalence, persistence and comorbidities. Allergy. 2015;70(7):836–45.

3. Silvestre Salvador JF, Romero-Pérez D, Encabo-Durán B. Atopic dermatitis in adults: a diagnostic challenge. J Investig Allergol Clin Immunol. 2017;27(2):78–88.

4. Nutten S. Atopic dermatitis: global epidemiology and risk factors. Ann Nutr Metab. 2015;66(Suppl 1):8–16.

5. Flohr C, Yeo L. Atopic dermatitis and the hygiene hypothesis revisited. Curr Probl Dermatol. 2011;41:1–34.

6. Norén P, Hagströmer L, Alimohammadi M, Melin L. The positive effects of habit reversal treatment of scratching in children with atopic dermatitis: a randomized controlled study. Br J Dermatol. 2018;178(3):665–73.

7. Daunton A, Bridgett C, Goulding JM. Habit reversal for refractory atopic dermatitis: a review. Br J Dermatol. 2016;174(3):657–9.

8. Wittkowski A, Richards HL. How beneficial is cognitive behaviour therapy in the treatment of atopic dermatitis? A single-case study. Psychol Health Med. 2007;12(4):445–9.

9. Hedman-Lagerlöf E, Bergman A, Lindefors N, Bradley M. Exposure-based cognitive behavior therapy for atopic dermatitis: an open trial. Cogn Behav Ther. 2019;48(4):300–10.

10. Kelsay K. Management of sleep disturbance associated with atopic dermatitis. J Allergy Clin Immunol. 2006;118(1):198–201.

11. Lavery MJ, Stull C, Kinney MO, Yosipovitch G. Nocturnal pruritus: the battle for a peaceful night's sleep. Int J Mol Sci. 2016;17(3):425.

12. Kolios AG, Yawalkar N, Anliker M, et al. Swiss S1 guidelines on the systemic treatment of psoriasis vulgaris. Dermatology. 2016;232(4):385–406.

13. Solmaz D, Bakirci S, Kimyon G, et al. Impact of having family history of psoriasis or psoriatic arthritis on psoriatic disease. Arthritis Care Res (Hoboken). 2020;72(1):63–8.

14. Cameron JB, Voohees AS. History of psoriasis. London: Springer; 2014.

15. Lee EB, Wu KK, Lee MP, Bhutani T, Wu JJ. Psoriasis risk factors and triggers. Cutis. 2018;102(5S):18–20.

16. Rousset L, Halioua B. Stress and psoriasis. Int J Dermatol. 2018;57(10):1165–72.

17. Stewart TJ, Tong W, Whitfeld MJ. The associations between psychological stress and psoriasis: a systematic review. Int J Dermatol. 2018;57(11):1275–82.

18. Lim DS, Bewley A, Oon HH. Psychological profile of patients with psoriasis. Ann Acad Med Singap. 2018;47(12):516–22.

19. Qureshi AA, Awosika O, Baruffi F, Rengifo-Pardo M, Ehrlich A. Psychological therapies in management of psoriatic skin disease: a systematic review. Am J Clin Dermatol. 2019;20(5):607–24.

20. Fortune DG, Richards HL, Griffiths CE, Main CJ. Targeting cognitive-behaviour therapy to patients' implicit model of psoriasis: results from a patient preference controlled trial. Br J Clin Psychol. 2004;43(Pt 1):65–82.

21. Sijercic I, Ennis N, Monson CM. A systematic review of cognitive and behavioral treatments for individuals with psoriasis [published online ahead of print, 2019 Nov 20]. J Dermatolog Treat. 2019;1–8.

22. Lim DS, Bewley A, Oon HH. Psychological profile of patients with psoriasis. Ann Acad Med Singap. 2018;47(12):516–22.

23. Leman J, Walton S, Layton AM, et al. The real world impact of adalimumab on quality of

life and the physical and psychological effects of moderate-to-severe psoriasis: a UK prospective, multicenter, observational study [published online ahead of print, 2019 Mar 21]. J Dermatolog Treat. 2019;1–9.

24. Kim SJ, Park MY, Pak K, et al. Improvement of depressive symptoms in patients with moderate-to-severe psoriasis treated with ustekinumab: an open label trial validated using beck depression inventory, Hamilton depression rating scale measures and 18fluorodeoxyglucose (FDG) positron emission tomography (PET). J Dermatolog Treat. 2018;29(8):761–8.

25. Singh PA, Cassel KP, Moscati RM, Eckersley D. Acute generalized erythrodermic pustular psoriasis associated with bupropion/naltrexone (Contrave®). J Emerg Med. 2017;52(4):e111–3.

26. Hemlock C, Rosenthal JS, Winston A. Fluoxetine-induced psoriasis. Ann Pharmacother. 1992;26:211–2.

27. Cox NH, Gordon PM, Dodd H. Generalized pustular and erythrodermic psoriasis associated with bupropion treatment. Br J Dermatol. 2002;146:1061–3.

28. Lin LT, Kwek SK. Onset of psoriasis during therapy with fluoxetine. Gen Hosp Psychiatry. 2010;32(4):446–e9.

29. Hemlock C, Rosenthal JS, Winston A. Fluoxetine-induced psoriasis. Ann Pharmacother. 1992;26:211–2.

30. Lee HH, Gwillim E, Patel KR, et al. Epidemiology of alopecia areata, ophiasis, totalis, and universalis: a systematic review and meta-analysis [published online ahead of print, 2019 Aug 19]. J Am Acad Dermatol. 2019;S0190-9622(19)32579–4.

31. Finner AM. Alopecia areata: Clinical presentation, diagnosis, and unusual cases. Dermatol Ther. 2011;24(3):348–54.

32. MacLean KJ, Tidman MJ. Alopecia areata: more than skin deep. Practitioner. 2013;257(1764):29–3.

33. Wasserman D, Guzman-Sanchez DA, Scott K, McMichael A. Alopecia areata. Int J Dermatol. 2007;46(2):121–31.

34. Albalat W, Ebrahim HM. Evaluation of platelet-rich plasma vs intralesional steroid in treatment of alopecia areata [published online ahead of print, 2019 May 10]. J Cosmet Dermatol. 2019.

35. Abedini H, Farshi S, Mirabzadeh A, Keshavarz S. Antidepressant effects of citalopram on treatment of alopecia areata in patients with major depressive disorder. J Dermatolog Treat. 2014;25(2):153–5.

36. Perini G, Zara M, Cipriani R, et al. Imipramine in alopecia areata. A double-blind, placebo-controlled study. Psychother Psychosom. 1994;61(3-4):195–8.

37. Aschenbeck KA, McFarland SL, Hordinsky MK, Lindgren BR, Farah RS. Importance of group therapeutic support for family members of children with alopecia areata: a cross-sectional survey study. Pediatr Dermatol. 2017;34(4):427–32.

38. Bhate K, Williams HC. Epidemiology of acne vulgaris. Br J Dermatol. 2013;168(3):474–85.

39. Oge' LK, Broussard A, Marshall MD. Acne vulgaris: diagnosis and treatment. Am Fam Physician. 2019;100(8):475–84.

40. Yentzer BA, Hick J, Reese EL, Uhas A, Feldman SR, Balkrishnan R. Acne vulgaris in the United States: a descriptive epidemiology. Cutis. 2010;86(2):94–9.

41. Bhate K, Williams HC. Epidemiology of acne vulgaris. Br J Dermatol. 2013;168(3):474–85.

42. Yan AC. Current concepts in acne management. Adolesc Med Clin. 2006;17(3):613–xi.

43. Saitta P, Keehan P, Yousif J, et al. An update on the presence of psychiatric comorbidities in acne patients, part 2: depression, anxiety, and suicide. Cutis. 2011;88:92–7.

44. Oge LK, Broussard A, Marshall MD. Acne vulgaris: diagnosis and treatment. Am Fam Physician. 2019;100(8):475–84.

45. Niemeier V, Kupfer J, Gieler U. Acne vulgaris--psychosomatic aspects. J Dtsch Dermatol Ges. 2006;4(12):1027–36.

46. Hanna KJ, Agnieszka KP, Michal D, et al. Affective disorders as potential complication of anti-acne treatment with isotretinoin: a case series. J Affect Disord. 2016;204:154–8.

47. Sundström A, Alfredsson L, Sjölin-Forsberg G, Gerdén B, Bergman U, Jokinen J. Association of suicide attempts with acne and treatment with isotretinoin: retrospective Swedish cohort study. BMJ. 2010;341:c5812.

48. Jacobs DG, Deutsch NL, Brewer M. Suicide, depression, and isotretinoin: is there a causal link? J Am Acad Dermatol. 2001;45(5):S168–75.

49. Strahan JE, Raimer S. Isotretinoin and the controversy of psychiatric adverse effects. Int J Dermatol. 2006;45(7):789–99.

50. Mahase E. Isotretinoin: experts convene to investigate new concerns over suicide risk. BMJ. 2019;367:l7085.

51. Radonjic-Hoesli S, Hofmeier KS, Micaletto S, Schmid-Grendelmeier P, Bircher A, Simon D. Urticaria and angioedema: an update on classification and pathogenesis. Clin Rev Allergy Immunol. 2018;54(1):88–101.

52. Zuberbier T, Aberer W, Asero R, Bindslev-Jensen C, et al. The EAACI/GA2LEN/EDF/ WAO guideline for the definition, classification, diagnosis, and management of urticaria: the 2013 revision and update. Allergy. 2014;69:868–87.

53. Powell RJ, Leech SC, Till S, et al. BSACI guideline for the management of chronic urticaria and angioedema. Clin Exp Allergy. 2015;45(3):547–65.

54. Losappio L, Heffler E, Bussolino C, et al. Acute urticaria presenting in the emergency room of a general hospital. Eur J Intern Med. 2014;25(2):147–50.

55. Schaefer P. Acute and chronic urticaria: evaluation and treatment. Am Fam Physician. 2017;95(11):717–24.

56. Kanani A, Betschel SD, Warrington R. Urticaria and angioedema. Allergy Asthma Clin Immunol. 2018;14(Suppl 2):59. Published 2018 Sep 12.

57. Greene SL, Reed CE, Schroeter AL. Double-blind crossover study comparing doxepin with diphenhydramine for the treatment of chronic urticaria. J Am Acad Dermatol. 1985;12:669–75.

58. Harto A, Sendagorta E, Ledo A. Doxepin in the treatment of chronic urticaria. Dermatologica. 1985;170:90–3.

59. Tat TS. Higher levels of depression and anxiety in patients with chronic urticaria. Med Sci Monit. 2019;25:115–120. Published 2019 Jan 4.

60. Hon KL, Leung AKC, Ng WGG, Loo SK. Chronic Urticaria: an overview of treatment and recent patents. Recent Patents Inflamm Allergy Drug Discov. 2019;13(1):27–37.

第八章
皮肤病的主要精神和社会共病

引言

　　皮肤病直观外露,病程慢性,继发性精神疾病的风险增加。然而,很少有患者愿意主动讨论慢性损容性皮肤疾病给自己带来的负面的社会心理影响。皮肤病患者的精神疾病发病率超过 30%,据报道,与医生应用的临床严重程度量表相比,健康相关的生活质量是精神疾病发病率更强的预测因素[1]。因此,皮肤科医生更应该了解和认识心身性皮肤病的基本概念。这样,医生就能更早地发现潜在的可疑继发性精神疾病并提供恰当的治疗资源。本章介绍了皮肤病患者中常见的继发性精神疾病和潜在的影响因素。

重要的影响因素

患者的因素

　　焦虑、抑郁会影响生活,皮肤病患者的很多特点都会影响这些精神病理的演变。例如,一个人的年龄和所处的生命阶段会影响个人对疾病发作或恶化的反应。Beekman 报道:焦虑虽然很常见,但通常在生命早期出现并在 75 岁之后急剧减少[2]。同样,由于社会和文化差异,患者的性别也会影响继发性社会心理问题的发展。Kouris 等报道,女性银屑病患者的抑郁程度更高。这一发现并不令人惊讶,因为众所周知,女性比男性更加注重外表,她们通常会花更多的时间打理自己[3]。

对人格类型的了解也有助于解释患者存在的精神问题及其发展,因此这些基本信息与临床息息相关。例如,在特定的皮肤病患者亚群中可能会遇到自恋型、表演型、边缘型和强迫型等不同的人格类型[4]。有报道寻求美容干预的患者可能患有自恋型人格障碍、表演型人格障碍或躯体变形障碍[5]。此外,已发现某些人格特质与特定的精神疾病相关。Bienvenu等报道社交恐惧症、惊恐发作、焦虑障碍、重性抑郁障碍和恶劣心境与高度神经质有关[6]。同样,也有报道社交退缩、不勤奋和低热情是发展为抑郁的危险因素[7]。

研究显示,身体意象会影响我们的思想、情绪、行为和人际关系,甚至可能影响整体生活质量[8]。因此,在损容性皮肤病患者的继发性精神障碍的发展中也可能起到一定的作用。皮肤身体意象(Cutaneous body image, CBI)代表个人对其头发、皮肤和指甲的看法与感受。了解患者的CBI不仅能够为潜在的社会心理问题提供线索,还有助于确定对患者的管理过程[9]。此外,已发现CBI与痤疮等皮肤病的严重程度以及患者的睡眠质量和自杀意念的存在显著相关[10,11]。皮肤病对CBI的影响可进一步对个体和亲密关系造成不良影响。例如,Gündüz等发现身体意象满意度是银屑病患者性功能障碍的最重要的危险因素[12]。同样,另一项研究更是进一步针对特定身体部位出现银屑病皮损的患者进行分析,发现焦虑和抑郁可能是性功能障碍的独立危险因素[13]。

疾病相关因素

皮肤病相关的各种因素以及病变特征都会影响社会心理疾病的发生。形态学方面,如皮损的大小和颜色,以及在身体上分布的位置等特征可以影响继发性精神病理状况的发生和发展。例如白癜风患者皮损的可见性和疾病范围(受累体表面积的总和)与生活质量受损相关,特别是在功能、情绪和症状方面更为明显[14]。皮肤疾病的慢性病程及其加重恶化的可能性,也对社会心理问题的发生产生影响。Fried等通过研究展示了这种关联,发现银屑病患者心理疾病的发生率与银屑病症状持续的时间呈正相关[15]。同样,Gupta等报告,损容病变数量更多的银屑病患者经历复发的次数更多,且疾病的整体严重程度更重,这反过来也会显著影响银屑病相关应激的水平[16]。

外部因素

与疾病本身或患病个体无关的其他一些因素也可以显著影响继发性精神疾病的发生与发展,或促进,或预防。患者与其主诊医生的关系可以影响某些心理状况的演变方向。如前所述,已有研究证实:皮肤病患者很少愿意透露其心理状况等信息。如果医生忽视了皮肤病患者的情感因素,或者未能为其提供一个有效的、舒适的环境就对其生活压力进行讨论,很可能会进一步加剧患者的痛苦。因此,建议没有接受过正规培训或既往没有处治精神疾病经验的皮肤科医生,至少尽量以同理心开启与患者关于心理健康相关的对话,并在适当的情况下提供转诊。

文化背景和社会规范准则也对社会心理问题的发展产生影响。具体而言,对那些与社会规范相左的现象的污名化可能导致形成负面标签或者刻板印象,最终表现为普通民众的回避和怀疑[17]。皮肤疾病的外露性和形态特征可能导致他人对某些情况的误解。很多报道都记录了皮肤病的体表特征令人产生厌恶感和对可能有传染性而产生的恐惧[18]。此外,已经发现银屑病患者会因为外表相关的问题而产生病耻感,令其难以应对,这可能引起临床上的精神心理问题的相关表现[19]。Hawro 等展示了更多的证据:女性以及位于背部和手部的皮损令银屑病患者承受更大的病耻感[20]。

作为皮肤病患者的社会资源和辅助治疗,支持性网络和针对患者的病友会具有不可低估的巨大作用[21]。为了说明这一点,Lu 等通过研究证实,不被接受以及缺乏社会支持都与银屑病、特应性皮炎患者的病耻感经历显著相关[22]。同样,Ashenbeck 等发现,脱发患者认为群体间的互动和与其他脱发患者的交往是其支持性治疗的重要来源[23]。这些研究说明了强大的支持性网络在应对皮肤病方面的重要作用。缺乏社会支持可能会增加患者的社交孤立、加重精神心理问题或者诱发新的精神疾病。

重性抑郁障碍

慢性疾病,包括具有慢性病程的皮肤疾病,导致个体出现一次或多次的抑郁发作[4]。根据《精神障碍诊断与统计手册(第 5 版)》(DSM-5)的定义,重性抑郁障碍是指具有情绪低落（与正常基线相比较），或对日常活动失去兴趣超过 2 周，并损害社会、职业和学业功能。此外，患者须每天出现以下 9 种特定症状中的 5 种才能符合标准：情绪低落或易怒、兴趣或愉悦感丧失、体重或食欲改变、睡眠改变、活动改变、精力不足、内疚、注意力不集中和自杀念头。意料之内的是皮肤病患者的抑郁的发病率非常高，对患者的生活质量和治疗满意度评分均有负面的影响。在一项探索不同科室患者抑郁状况的系统综述和荟萃分析中，Wang 等报告皮肤科门诊患者抑郁的患病率位列各科疾病排行第一，高达 39%[24]。此外，白癜风患者也可能经历严重的精神疾病的困扰，尤其是女性和肤色较深的个体。Lai 等报道白癜风病患者共病抑郁的比例很高，建议临床医生对患者进行心理健康评估，并在有指征时进行转诊[25]。同样，银屑病患者，特别是年轻患者、中年妇女和社会经济背景较差的患者，发生抑郁的比例明显增加[26]。为了识别和帮助那些可能继发抑郁的皮肤病患者，建议主诊医生使用筛查工具，如患者健康问卷（Patient Health Questionnaire, PHQ）-2，并留意特定的风险因素，如青春期、严重的皮肤状况和面部存在皮损[27]。

焦虑障碍

焦虑包括紧张或担心，并可能表现出心悸、出汗或震颤等躯体症状。与焦虑障碍有关的皮肤病主要包括特应性皮炎、脂溢性皮炎、寻常痤疮和玫瑰痤疮[28]。DSM-5 指出，广泛性焦虑障碍（generalized anxiety disorder, GAD）的诊断需要包括与现状不成比例的过度的焦虑和担心，持续时间超过 6 个月，并导致易激惹、疲劳、睡眠障碍、注意力不集中和肌肉紧张等症状。慢性皮肤病由于与外表相关，因此有增加焦虑的风险。例如，在一项针对成年痤疮患者的横断面研究中，Sule Afsar 等报告社交容貌焦虑与客观的痤疮严重程度之间存在显著的相关[29]。在另一项调查痤疮患者社会心理共病状况的研究中，Lukaviciute 等发现共病焦虑最为常见，是自杀念头的 3 倍，抑郁患病率的1.7 倍。此外，在如特应性皮炎等以瘙痒为主要症状的皮肤病中，焦虑通过参与"瘙痒 - 搔抓"循环，在疾病发展进程中起显著作用。Sanders 等认为，特应性皮炎患者的慢性瘙痒与焦虑和压力有关,焦虑和压力会加重瘙痒,导致疾病严重程度增加、生活质量进一步下降[30]。对于此类患者,及时通过药物和 / 或心理治疗来减轻焦虑,也将有助于瘙痒的管理。

特定恐惧症

根据 DSM-5,特定恐惧症的特征是对特定事物或情境的害怕、焦虑或回避,而这与该情境或事物造成的实际危险不成比例。这种强烈的害怕、焦虑和回避的感觉通常会持续 6 个月或更长的时间,并且患者会主动回避该事物或情境,否则会立即引发不适感觉。心身性皮肤病患者中最常见的特定恐惧症是社交恐惧症或称社交焦虑障碍(social anxiety disorder, SAD),其特征是对社交环境的强烈的不合理的持续的害怕。SAD 在年轻人中的发病率特别高。在 Koyuncu 等的一项研究中,18 岁之前的 SAD 发病率为 79.6%,发病越早,功能受损越严重,合并抑郁的可能性也越高[31]。Salman 等评估了白癜风和痤疮患者的社会心理共病,发现患者的社交焦虑水平明显高于对照组[32]。此外,由于社交焦虑会对个人的学业、工作和社交生活产生负面影响,研究者建议临床医生应及早识别具有高水平 SAD 的白癜风和痤疮患者,以预防 SAD 对远期生活的负面影响[32]。

适应障碍

根据 DSM-5,个体在可确定的应激源发生后 3 个月内出现的行为或情绪症状考虑为适应障碍。个体经历严重的功能损害和显著的痛苦,而与初始应激源实际的严重程度不成比例。外部的社会、文化因素以及个人的应对机制和人格特征等特点,都在慢性皮肤病患者适应障碍形成的过程中发挥作用。例如,Ferreira 等针对银屑病患者的精神健康状态进行了系统回顾,他报告适应障碍的患病率为 29%[33]。同样,Mattoo 等对 113 名白癜风患者和 103 名银屑病患者的精神疾病患病率进行了比较,发现适应障碍的患病率分别为

33.6% 和 24.7%[34]。上述研究证实了适应障碍的高发率,提示皮肤病对于患者具有重要的影响,甚至可能改变患者的生活,因而亟须得到更多的关注,建议通过多学科的综合管理,不断完善治疗策略。

治疗

及时识别、诊断和治疗继发性精神障碍对于改善皮肤病患者群体的整体生活质量十分必要。治疗目的是改善功能、减轻精神上的痛苦,同时妥善处理孤立感和改变了的自我评价[35]。临床医生必须持续学习,从皮肤病的生理层面进而识别潜在的情绪困扰、预警征兆以及特定的高危患者群体,从而防止现有的继发性精神疾病的恶化。要做到这些,需要为患者提供适当的治疗选择和资源,以期提高他们的整体生活质量。在诊治皮肤疾病和精神疾病的过程中,推荐多学科联合协作。这可能包括(但不限于)皮肤科医生、精神病医生、心理医生、儿科医生、全科医生、治疗师和顾问的参与。建议通过药物和非药物相结合以及多个医疗保健专业人员的参与,共同实施整体治疗过程。

(柏冰雪 译,张海萍 校)

参考文献

1. Picardi A, Abeni D, Melchi CF, Puddu P, Pasquini P. Psychiatric morbidity in dermatological outpatients: an issue to be recognized. Br J Dermatol. 2000;143(5):983–91.

2. Beekman ATF. Anxiety disorders in old age: psychiatric comorbidities, quality of life, and prevalence according to age, gender, and country. Am J Geriatr Psychiatry. 2018;26(2):186–7.

3. Kouris A, Platsidaki E, Kouskoukis C, Christodoulou C. Psychological parameters of psoriasis. Psychiatriki. 2017;28(1):54–9.

4. Walker C & Papadopoulos L, editors. Psychodermatology: the psychological impact of skin

disorders. New York: Cambridge University Press; 2005.

5. Loron AM, Ghaffari A, Poursafargholi N. Personality disorders among individuals seeking cosmetic Botulinum Toxin Type A (BoNTA) injection, a cross-sectional study. Eurasian J Med. 2018;50(3):164–7.

6. Bienvenu OJ, Samuels JF, Costa PT, Reti IM, Eaton WW, Nestadt G. Anxiety and depressive disorders and the five-factor model of personality: a higher- and lower-order personality trait investigation in a community sample. Depress Anxiety. 2004;20(2):92–7.

7. Allen TA, Carey BE, McBride C, Bagby RM, DeYoung CG, Quilty LC. Big five aspects of personality interact to predict depression. J Pers. 2018;86(4):714–25.

8. Tomas-Aragones L, Marron SE. Body image and body dysmorphic concerns. Acta Derm Venereol. 2016;96(217):47–50.

9. Gupta MA, Gupta AK. Evaluation of cutaneous body image dissatisfaction in the dermatology patient. Clin Dermatol. 2013;31(1):72–9.

10. Gupta MA, Gupta AK, Knapp K. Dissatisfaction with cutaneous body image is directly correlated with insomnia severity: a prospective study in a non-clinical sample. J Dermatolog Treat. 2015;26(2):193–7.

11. Gupta MA, Gupta AK. Cutaneous body image dissatisfaction and suicidal ideation: mediation by interpersonal sensitivity. J Psychosom Res. 2013;75(1):55–9.

12. Gündüz A, Topçuoğlu V, Usta Gündüz EB, Ergun T, Gençosmanoğlu DS, Sungur MZ. Significant effects of body image on sexual functions and satisfaction in psoriasis patients. J Sex Marital Ther. 2020;46(2):160–9.

13. Molina-Leyva A, Almodovar-Real A, Carrascosa JC, Molina-Leyva I, Naranjo-Sintes R, Jimenez-Moleon JJ. Distribution pattern of psoriasis, anxiety and depression as possible causes of sexual dysfunction in patients with moderate to severe psoriasis. An Bras Dermatol. 2015;90(3):338–45.

14. Bae JM, Lee SC, Kim TH, et al. Factors affecting quality of life in patients with vitiligo: a nationwide study. Br J Dermatol. 2018;178(1):238–44.

15. Fried RG, Friedman S, Paradis C, et al. Trivial or terrible? The psychosocial impact of psoriasis. Int J Dermatol. 1995;34(2):101–5.

16. Gupta MA, Gupta AK. The psoriasis life stress inventory: a preliminary index of psoria-

sis-related stress. Acta Derm Venereol. 1995;75(3):240–3.

17. Dimitrov D, Szepietowski JC. Stigmatization in dermatology with a special focus on psoriatic patients. Postepy Hig Med Dosw (Online). 2017;71(0):1115–22.

18. Hrehorów E, Salomon J, Matusiak L, Reich A, Szepietowski JC. Patients with psoriasis feel stigmatized. Acta Derm Venereol. 2012;92(1):67–72.

19. Richards HL, Fortune DG, Griffiths CE, Main CJ. The contribution of perceptions of stigmatisation to disability in patients with psoriasis. J Psychosom Res. 2001;50:11–5.

20. Hawro M, Maurer M, Weller K, et al. Lesions on the back of hands and female gender predispose to stigmatization in patients with psoriasis. J Am Acad Dermatol. 2017;76(4):648–654.e2.

21. Goh C, Lane AT, Bruckner AL. Support groups for children and their families in pediatric dermatology. Pediatr Dermatol. 2007;24(3):302–5.

22. Lu Y, Duller P, van der Valk PGM, et al. Helplessness as predictor of perceived stigmatization in patients with psoriasis and atopic dermatitis. Dermatol Psychosom. 2003;4:146–50.

23. Aschenbeck KA, McFarland SL, Hordinsky MK, Lindgren BR, Farah RS. Importance of group therapeutic support for family members of children with alopecia areata: a cross-sectional survey study. Pediatr Dermatol. 2017;34(4):427–32.

24. Wang J, Wu X, Lai W, et al. Prevalence of depression and depressive symptoms among outpatients: a systematic review and meta-analysis. BMJ Open. 2017;7(8):e017173.

25. Lai YC, Yew YW, Kennedy C, Schwartz RA. Vitiligo and depression: a systematic review and meta-analysis of observational studies. Br J Dermatol. 2017;177(3):708–18.

26. Hu SC, Chen GS, Tu HP. Epidemiology of depression in patients with psoriasis: a nationwide population-based cross-sectional study. Acta Derm Venereol. 2019;99(6):530–8.

27. McDonald K, Shelley A, Jafferany M. The PHQ-2 in dermatology-standardized screening for depression and suicidal ideation. JAMA Dermatol. 2018;154(2):139–41.

28. Harth W, Gieler U, Kusnir D, Tausk FA. Clinical management in dermatology. 1st ed. Berlin Heidelberg: Springer-Verlag; 2009.

29. Sule Afsar F, Seremet S, Demirlendi Duran H, Elif Yildirim F, Mumcu SN. Social appearance anxiety in adult patients with acne: a cross-sectional study. Acta Dermatovenerol Croat. 2018;26(3):220–5.

30. Sanders KM, Akiyama T. The vicious cycle of itch and anxiety. Neurosci Biobehav Rev. 2018;87:17–26.

31. Koyuncu A, Ertekin E, Deveci E, et al. Age of onset in social anxiety disorder: relation to clinical variables and major depression comorbidity. Ann Clin Psychiatry. 2015;27(2):84–9.

32. Salman A, Kurt E, Topcuoglu V, Demircay Z. Social anxiety and quality of life in vitiligo and acne patients with facial involvement: a cross-sectional controlled study. Am J Clin Dermatol. 2016;17(3):305–11.

33. Ferreira BR, Pio-Abreu JL, Reis JP, Figueiredo A. Analysis of the prevalence of mental disorders in psoriasis: the relevance of psychiatric assessment in dermatology. Psychiatr Danub. 2017;29(4):401–6.

34. Mattoo SK, Handa S, Kaur I, Gupta N, Malhotra R. Psychiatric morbidity in vitiligo and psoriasis: a comparative study from India. J Dermatol. 2001;28(8):424–32.

35. Jafferany M, Franca K. Psychodermatology: basics concepts. Acta Derm Venereol. 2016;96(217):35–7.

第九章
心身性皮肤病的原发性精神病理学

引言

原发性精神障碍性皮肤病是最广为人知的已被标签化的一类狭义的心身性皮肤病,具有潜在的精神病理机制和继发的皮肤表现。虽然一般要精神卫生专业人员进行治疗,但皮肤科医生在患者的管理中起着至关重要的作用。大多数患者因为有皮肤损害而寻求皮肤科治疗,而并不认为自己患有精神疾病。患者最初到皮肤科就诊,如果皮肤科医生迅速或未经仔细诊查就建议转诊精神科,患者会产生被冒犯的反应。该类疾病有几个特定的类型,下面进一步详述。

A. 妄想障碍,躯体型

妄想是患者强烈地坚持错误的信念,还用令人信服的情感和言语来为其辩护。《精神障碍诊断与统计手册(第 5 版)》(DSM-5)进一步解释了妄想障碍患者的各种心理社会功能并未受损,患者没有任何明显的奇特怪异的行为表现。妄想障碍可以进一步进行具体的分类,下面详细讨论心身性皮肤病中的特定类型。

1. 寄生虫妄想(delusional parasitotis, DoP)

(1)也曾称为单一症状性疑病性精神病、Morgellon 病、Ekbom 综合征、寄生虫恐惧症、螨虫恐惧症、昆虫恐惧症、心因性寄生虫病、慢性触觉幻觉症或可卡因虫病。

(2)临床特征:患者一般会向皮肤科医生求诊,诉说寄生虫在皮内或皮肤上爬行的不适感觉。常有患者会带着虫子标本就诊，以前称为"火柴盒征"或"样本征"[1]，其实都是患者自己的毛发或皮肤的碎屑。在寻求专科治疗之前，患者会尝试自我治疗，如使用杀虫剂和反复清洗他们的皮肤。此外，患者会努力地用刀尖、针头或其他工具清除寄生虫。寄生虫妄想有两种形式：原发性，妄想是自发显现的；继发性，妄想是由于物质滥用、营养缺乏、其他身体疾病或精神疾病引起的。

（3）诊断：文献强调，与患者建立信任友好的关系在启动和维持治疗方面的重要性。指责的语言、怀疑的面部表情和缺乏同情的语气会使患者感觉受挫，并常常导致拒绝任何进一步的评测。患者会错把医生的建议认为是无能或冷漠的表现，故而经常失访[2]。此外，仔细询问病史至关重要，这将有助于阐明引发妄想的潜在的原因，包括贫血、甲状腺功能减退、维生素 B_{12} 缺乏、肝炎、糖尿病、HIV 感染、梅毒以及物质滥用（如可卡因）等[1]。通过仔细询问病史和体格检查，适当的实验检查，如全血细胞计数、促甲状腺激素、叶酸、维生素 B_{12}、尿素、血糖、肝功能、尿毒理学，梅毒和 HIV 筛查等，可以发现继发寄生虫妄想的病因[1]。

（4）治疗：由于疾病本身的复杂性，对 DoP 患者治疗的启动和维持都具有挑战性。这些患者依从性差、容易失访，而且常常质疑医生的诊治策略，表现为"逛医行为"。建议避免在初诊时就告知患者诊断，而在充分信任的基础上逐渐建立稳定的关系。医 - 患之间的融洽关系的建立基础是：耐心倾听患者的故事和病情叙述、减少他们的孤立感、询问患者不适感觉是如何影响他们的生活等等。

2. 心身性皮肤病中的其他躯体型妄想障碍

包括与体貌和体臭相关的妄想。对于体貌相关妄想与躯体变形障碍（body-dysmorphic disorder, BDD）之间的差别，一直争议不断，两者的表现相似，可能属于同一连续病谱[3,4]。躯体变形障碍归类为强迫及相关障碍（obsessive-compulsive and related disorders, OCRD），妄想障碍（躯体型）被归类为精神病性障碍。一项比较 191 名与体貌相关的躯体型妄想障碍和非妄想的 BDD 的研究中，研究人员发现两者在人口学因素、功能受损的程度、生活质量、共病和家族史方面有相似之处，然而，妄想障碍患者企图自杀的比例更高，社会功能评分更低，非法滥用物质的情况更多，但是，却更少接受心理健康保健[4]。

B. 强迫及相关障碍

心身性皮肤病中的 OCRD 包括 BDD 和一组聚焦于躯体的重复性行为（Body Focused Repetitive Behaviors, BFRB），是一组自身诱导造成的皮肤问题，占皮肤病患者总数的 2%[5]。

1. 躯体变形障碍

（1）也称为畸形恐惧症。

（2）临床特征：BDD 具有强迫及相关障碍的典型特征，患者反复出现强烈的对于自己外貌或身体某个部位存在"缺陷"或"瑕疵"的先占观念，侵入性地干扰患者的日常生活，其想法和行为通常会对患者个人的人际关系和职场产生负面影响，患者一般不会寻求精神心理专业的治疗，也没有意识到自己存在精神心理问题，大量的时间耗费在思考、检查或讨论他或她外表上的缺陷。例如患者会反复对着镜子审视自己，将自己的特定特征与他人进行比较，每天努力用服装和（或）化妆品来遮盖或掩饰自己的"瑕疵"[3]。此外，患者还会尝试一些"危险"的饮食或寻求可以改变外貌的治疗和整容手术。然而，由于并未针对疾病的根本原因，整容手术虽然可以改变外观，但对这些患者往往并无益处，有时甚至还可能是禁忌证[6]。Conrado 等发现，BDD 在皮肤科患者中相对普遍，他认为皮肤科医生应尽力准确识别这些患者，并将其转介给精神心理专科治疗[7]。

（3）诊断与治疗：患者通常不会去精神心理门诊，反而可能寻求美容整形治疗，这样做有可能会加重他们的问题，因此正确识别该类患者至关重要。然而，皮肤科医生和整形外科医生并非都能意识到患者真正的状况，很多人需要接受正确诊治的培训。

聚焦于躯体的重复性行为（BFRBs）包括了一组自身诱导造成的以皮肤、毛发和（或）指甲的物理损伤为特征的冲动控制问题，属于强迫及相关障碍类别，下文讨论 3 种最常见的表现。

2. 抠皮障碍（skin picking disorder, SPD）

（1）也称为心因性表皮剥脱、抠皮症或搔抓障碍。

（2）临床特征：抠皮障碍是最常见的聚焦于躯体的重复性行为，广泛影响各年龄组人群，更多见于青春期和成年中期[8,9]。SPD 与其他社会心理和精神疾病相关[10]。在一项 7 639 名参与者的调查中，发现 SPD 与抑郁、尼古丁依赖、酒精依赖和自杀意念有关[11]。此外还发现 SPD 症状的严重程度与冲动、焦虑和抑郁程度有关[12]。该疾病的特征是反复过度地触、扯、拧、掐和 / 或摩擦对皮肤造成的物理损伤。起初，涉及的身体部位通常是那些先前有皮肤疾病（如寻常痤疮和特应性皮炎）而明显受损的区域，然而，无皮损处和正常皮肤也可受累。值得注意的是，可以看到不同愈合阶段的皮损，还会有慢性迁延、愈合延迟的皮损[13]。损害通常是色素减退或色素沉着，线状的结痂或瘢痕。经过询问，患者会叙述在相应部位有不适的感觉和瘙痒，从而导致他们的抠皮行为。皮损可由"瘙痒 - 搔抓"循环开始，逐渐发展为慢性皮炎[14]。

（3）诊断：SPD 患者一般向皮肤科医生而非心理医生和（或）精神科医生寻求诊断和对物理损伤的美容治疗[15]，患者大多并未意识到引发其抠皮行为的深层原因，更不知道还有相应的治疗方法[16]。因此，对皮肤科医生来说，了解 SPD 的常见症状至关重要，需要对患者进行全面的皮肤科评估，在有指征时进行适当的转诊。通常受累的身体部位比较多样，包括容易触碰的区域，然而，"蝴蝶征"是一个显著的临床体征——因为不易触到，所以上背的中、外侧没有皮损[17]。仔细询问病史可以发现抠皮行为的潜在原因，如妊娠、尿毒症、或肝病、精神上的抑郁和焦虑，或兼而有之[13]。

（4）治疗：目前尚无 FDA 批准或推荐的治疗 SPD 的方法，但心理治疗和药物治疗都取得了显著效果。药物方面，研究表明，选择性 5- 羟色胺再摄取抑制剂（selective serotonin reuptake inhibitor, SSRI）、抗精神病药、阿片类拮抗剂和谷氨酸调节剂都有不同程度的效果。Lochner 等对治疗方案的系统回顾证实 SSRI 是应用最广泛的药物，较新的证据表明 N- 乙酰半胱氨酸也有治疗成功的案例[18]。另一项针对 SPD 的随机对照治疗研究的系统综述发现，只有非药物干预，特别是认知行为疗法，才能显著改善患者的症状[19]。除个案报告外[20,21]，一项随机临床试验表明，N- 乙酰半胱氨酸能够有效减少抠皮行为[22]。虽然需要进行进一步的研究以作出更加准确的结论，但推荐多学科协作，为患者提供咨询服务和药物治疗。

3. 拔毛癖（trichotillomania, TTM）

（1）也称拔毛障碍。

（2）临床特征：拔毛癖属于强迫及相关障碍。患者反复拉、扯头发，导致明显的脱发,还可能由此影响某些功能[23]。该病特征为慢性病程,在儿童期和青春期呈双峰分布,主要影响女性[24]。患者可以拔任何部位的毛发,但通常最容易被发现的是眉毛、头皮和睫毛等部位[25]。拔毛癖患者常合并其他精神疾病,并且与拔毛的程度有关。在一项纳入了165名成人拔毛癖患者的研究中,Grant等发现合并焦虑的TTM患者的症状明显更加严重,发生抑郁的可能性也大大增加[26]。拔毛的基本类型有两种,一种是自发型,无聊厌烦的感觉启动了拔毛行为;另一种是专注型,由压力和焦虑引发[27]。无论哪个亚型,研究发现拔毛行为主要发生于对发作前情绪的无力调节[28]。

(3) 诊断:拔毛癖患者因羞耻难堪常常无法如实地向医生坦承自己的行为,寻求治疗的可能性也很低[29]。如果怀疑患者存在拔毛行为的可能性时,医生应使用特定的筛查工具以准确诊断,诊断标准参照DSM-5。筛选工具包括"国家心理健康研究所拔毛癖严重程度量表(National Institute of Mental Health Trichotillomania Severity Scale, NIMH-TSS)"[30]、"麻省总医院拔毛量表(Massachusetts General Hospital Hair Pulling Scale, MGH-HPS)"[31]和"耶鲁-布朗强迫量表-拔毛癖(Yale-Brown Obsessive Compulsive Scale-Trichotillomania, Y-BOCS-TTM)"[32]等。体检有助于确诊,通过检查脱发区有无瘢痕及其状态,可以进一步了解毛囊再生的潜能;对于出现腹部肿块的患者进行腹部检查,除外因患者吞下毛发导致可能合并出现的毛发石症[33]。此外,当临床表现无法确诊时,结合毛发镜检查[34]、毛囊环钻活检[35]和拉发试验[36]可以鉴别诊断,除外斑秃等类似状况。

(4) 治疗:虽然FDA尚未批准任何针对拔毛癖的治疗,但确实有一些药物和非药物成功治疗TTM的方法。Bloch等进行的一项系统综述发现:与安慰剂和药物干预相比,习惯逆转疗法(habit-reversal training, HRT)最为有效;氯米帕明(一种三环类抗抑郁药)的疗效优于安慰剂;没有证据提示SSRI比安慰剂的效果更好[37]。McGuire等进行的荟萃分析和系统综述同样发现,行为疗法在治疗TTM方面非常有效,SSRI和氯丙米嗪效果一般。有一些个案报道[38,39],使用谷氨酸调节剂N-乙酰半胱氨酸(NAC),可以通过降低氧化应激水平和缓解神经炎症治疗TTM[40]。总体建议是,拔毛癖的治疗除了认知行为疗法(cognitive behavior therapy, CBT)和行为逆转疗法外,还可以联合应用N-乙酰半胱氨酸、三环类抗抑郁药和SSRI等药物[41]。

4. 咬甲癖

(1) 又称为习惯性咬甲,咬甲障碍。

(2) 临床特征:咬甲癖是一种聚焦于躯体的重复性行为,在 DSM-5 诊断标准中,与咬唇和咬颊统一归类于"其他特定的强迫及相关障碍"。这种慢性的咬甲行为可影响各年龄群体,但通常发生于儿童期,常见于青少年[42]。普通人群中咬甲癖的比例不少,但许多患者由于感到羞耻和尴尬而不会去寻求治疗,实际患病率并不清楚[43]。已经发现,咬甲癖可以引起口腔和(或)指甲的并发症,同时也会导致出现继发性的社会心理问题[44]。潜在的诱发因素包括焦虑、紧张或乏味厌倦,咬甲行为可能预示了其潜在的情绪、精神障碍[45]。一项对 339 名患咬甲癖的学生的研究发现,与对照组相比,咬甲癖对患者的生活质量有显著的消极影响,同时病耻感明显[46]。

(3) 诊断:本病有效的诊断主要依靠临床病史,诊治者还应询问患者的精神疾病,要知道并非所有患者都愿意明确坦承自己的咬甲行为。同时要进行全面的皮肤科检查,在适当的光线下,检查指甲是否整齐或者过短? 甲周皱褶是否处于愈合的不同阶段? 甲上皮是否缺如或损伤[44]? 与前面讨论的其他聚焦于躯体的重复性行为类似,咬甲癖的治疗也可以采用药物和非药物的联合治疗,因本病的复杂性使其治疗具有挑战性,对患者的成功管理需要一个包括皮肤科、精神病学、内科、口腔科和儿科在内的多学科团队共同完成。

(4) 治疗:重要的是评估患者对其咬甲习惯的认知以及患者启动治疗的意愿程度,这些因素是成功地消除咬甲行为的关键[47]。已证实通过增强意识和实施替代反应训练的习惯逆转疗法(HRT)治疗有效[48]。一项对 40 名咬甲癖的年轻人进行的 HRT 有效性评估的研究,发现随访期咬甲行为显著减少[49]。此外,Sun 等认为行为疗法不能完全解决引发咬甲行为的潜在社会心理原因,发现 HRT 辅以耳穴按摩的疗效更好[50]。Marouane 等报道,通过安置口腔矫治器使咬甲行为变得困难和不舒服,也能成功治疗咬甲癖[51]。厌恶疗法通过减少咬甲行为达到治疗目的,例如:涂上带有苦味的指甲油[52,53]。氟西汀和氯米帕明治疗咬甲癖可能有效,更多的药物治疗证据有限[54,55]。一项随机双盲对照试验比较了 N- 乙酰半胱氨酸(NAC)治疗咬甲癖的有效性,结果未发现 NAC 与安慰剂存在疗效上的差异[56]。

C.做作性障碍

在心身性皮肤病学的分类系统中,做作性障碍提示皮损是自身诱导造成的,但是缺乏明显的外部犒赏的证据。患者否认自己造成损伤的行为以谋求患者的身份[57]。做作性障碍不同于诈病,诈病的目的是继发性获益。做作性障碍与 Münchausen 综合征有些类似,但后者通常有复杂的医院或诊所就诊史,更加夸张的病史陈述,以及多器官受累[58]。

1. 人工皮炎(dermatitis artefacta, DA)

也称人为皮炎和人工皮肤病,是一种自我造成皮损的心身性皮肤病,与抠皮症有些类似,不同的是患者损伤皮肤会使用特定的工具,比如刀、镊子或针头等[59]。一些合并强迫及相关障碍的 DA 患者并不否认自己损伤皮肤的行为,由于潜在的精神病理机制,他们沉浸在自己的冲动中,重复着这种强迫行为[60]。可以导致 DA 的社会心理因素包括情绪困扰、人际关系问题和潜意识中的刺激等[61]。DA 患者的皮肤损害表现多样,有时与某些炎症性皮肤病相类似,因此详细地采集病史和体格检查对于诊断 DA 至关重要[62]。Mohandas 等报道,在皮肤科、精神科医生基础上,包括了心理治疗在内的多学科诊所中,93% 的人工皮炎患者成功得以治疗[63]。此外,皮肤科医生应意识到患者可能会拒绝转诊去看精神心理医生,在这种情况下,建议持续随访,建立起彼此间的信任及牢固的医患关系以便于对患者进行督导,最终实施心理治疗[64]。在仔细识别潜在的精神疾病后,可以处方特定的精神药理学药物,例如,选择性 5- 羟色胺再摄取抑制剂适用于潜在抑郁的 DA 患者,三环类抗抑郁药适用于有瘙痒、失眠和疼痛的患者[65]。药物治疗基础上,结合心理治疗对 DA 患者有益。确切地说,已证明认知行为疗法等心理治疗对某些 DA 患者有效[61]。有些患者需要伤口处理,包括外用或口服抗生素治疗继发感染,包扎可避免进一步的损伤,止痛药缓解相关的疼痛[66]。

2. 心因性紫癜(psychogenic purpura)

是一种罕见的疾病,也称 Gardner-Diamond 综合征、自身红细胞致敏综合征、疼痛性瘀斑综合征或痛性挫伤综合征。有限的资料表明,本病更多见于有焦虑、抑郁或强迫及相关障碍等精神病史的女性[67]。在大多数报道的病例中,皮损被发现之前患者都刚刚经历了情绪紧张、严重压力或情感创伤[68]。皮损表现为青肿或多发的红斑,大多会在 24 小时内转为瘀斑[69]。病变部位各不相同,但在损害发生前局部会有疼痛、瘙痒和(或)轻微灼热的感觉[70]。目前尚不清楚确切的病因和病理生理机制,几种可能的机制包括自体红细胞致敏,做作性障碍和转换反应[71]。为了鉴别和排除其他血液学疾病,包括凝血值和凝血试验在内的严格的实验室检查至关重要,心因性紫癜中这些检查结果通常为阴性[72]。据报道,经洗涤的自体红细胞皮内注射阳性有助于诊断[73]。目前尚无针对该病的特异性治疗,但是,治疗患者潜在的精神疾病非常重要,对症治疗包括使用抗组胺药或糖皮质激素[74]。

(赵维佳 译,董天祥 校)

参考文献

1. Reich A, Kwiatkowska D, Pacan P. Delusions of parasitizes: an update. Dermatol Ther (Heidelb). 2019;9(4):631–8.

2. Gold A, Roit Z, Llovera I. Pitfalls and pearls in delusional parasitosis. Clin Pract Cases Emerg Med. 2019;3(4):387–9.

3. Munro A. Delusional disorders. Br J Psychiatry. 1988;153:44–6.

4. Phillips KA, Menard W, Pagano ME, Fay C, Stout RL. Delusional versus nondelusional body dysmorphic disorder: clinical features and course of illness. J Psychiatr Res. 2006;40(2):95–104.

5. Gupta MA, Gupta AK. Self-induced dermatoses: a great imitator. Clin Dermatol. 2019;37(3):268–77. https://doi.org/10.1016/j.clindermatol.2019.01.006.

6. Sarwer DB, Spitzer JC. Body image dysmorphic disorder in persons who undergo aesthetic medical treatments. Aesthet Surg J. 2012;32(8):999–1009.

7. Conrado LA, Hounie AG, Diniz JB, et al. Body dysmorphic disorder among dermatologic patients: prevalence and clinical features. J Am Acad Dermatol. 2010;63(2):235–43.

8. Solley K, Turner C. Prevalence and correlates of clinically significant body-focused repetitive behaviors in a non-clinical sample. Compr Psychiatry. 2018;86:9–18.

9. Selles RR, La Buissonnière AV, McBride NM, Dammann J, Whiteside S, Storch EA. Initial

psychometrics, outcomes, and correlates of the Repetitive Body Focused Behavior Scale: examination in a sample of youth with anxiety and/or obsessive-compulsive disorder. Compr Psychiatry. 81:10.

10. Ricketts EJ, Snorrason Í, Kircanski K, et al. A latent profile analysis of age of onset in pathological skin picking. Compr Psychiatry. 2018;87:46–52.

11. Machado MO, Köhler CA, Stubbs B, et al. Skin picking disorder: prevalence, correlates, and associations with quality of life in a large sample. CNS Spectr. 2018;23(5):311–20.

12. Grant JE, Chamberlain SR. Clinical correlates of symptom severity in skin picking disorder. Compr Psychiatry. 2017;78:25–30.

13. Cyr PR, Dreher GK. Neurotic excoriations. Am Fam Physician. 2001;64(12):1981–4.

14. Gupta MA, Gupta AK, Haberman HF. The self-inflicted dermatoses: a critical review. Gen Hosp Psychiatry. 1987;9:45–52.

15. Sampaio DG, Grant JE. Body-focused repetitive behaviors and the dermatology patient. Clin Dermatol. 2018;36(6):723–7.

16. Neziroglu F, Rabinowitz D, Breytman A, et al. Skin picking phenomenology and severity comparison. Prim Care Companion J Clin Psychiatry. 2008;10(4):306–12.

17. Wong JW, Nguyen TV, Koo JY. Primary psychiatric conditions: dermatitis artefacta, trichotillomania and neurotic excoriations. Indian J Dermatol. 2013;58(1):44–8.

18. Lochner C, Roos A, Stein DJ. Excoriation (skin-picking) disorder: a systematic review of treatment options. Neuropsychiatr Dis Treat. 2017;13:1867–72.

19. Schumer MC, Bartley CA, Bloch MH. Systematic review of pharmacological and behavioral treatments for skin picking disorder. J Clin Psychopharmacol. 2016;36(2):147–52.

20. Percinel I, Yazici KU. Glutamatergic dysfunction in skin-picking disorder: treatment of a pediatric patient with N-acetylcysteine. J Clin Psychopharmacol. 2014;34:772–4.

21. Silva-Netto R, Jesus G, Nogueira M, et al. N-acetylcysteine in the treatment of skin-picking disorder. Rev Bras Psiquiatr. 2014;36:101.

22. Grant JE, Chamberlain SR, Redden SA, Leppink EW, Odlaug BL, Kim SW. N-acetylcysteine in the treatment of excoriation disorder: a randomized clinical trial. JAMA Psychiat. 2016;73(5):490–6.

23. Grant JE. Trichotillomania (hair pulling disorder). Indian J Psychiatry. 2019;61(Suppl

1):S136–9.

24. Christenson GA, Crow SJ. The characterization and treatment of trichotillomania. J Clin Psychiatry. 1996;57(Suppl 8):42–9.

25. Barroso LAL, Sternberg F, Souza MNIFE, Nunes GJB. Trichotillomania: a good response to treatment with N-acetylcysteine. An Bras Dermatol. 2017;92(4):537–9.

26. Grant JE, Redden SA, Leppink EW, Chamberlain SR. Trichotillomania and co-occurring anxiety. Compr Psychiatry. 2017;72:1–5.

27. Flessner CA, Conelea CA, Woods DW, Franklin ME, Keuthen NJ, Cashin SE. Styles of pulling in trichotillomania: exploring differences in symptom severity, phenomenology, and functional impact. Behav Res Ther. 2008;46(3):345–57.

28. Shusterman A, Feld L, Baer L, Keuthen N. Affective regulation in trichotillomania: evidence from a large-scale internet survey. Behav Res Ther. 2009;47(8):637–44.

29. Grant JE, Chamberlain SR. Trichotillomania. Am J Psychiatry. 2016;173(9):868–74. https://doi.org/10.1176/appi.ajp.2016.15111432.

30. Diefenbach GJ, Tolin DF, Crocetto J, et al. Assessment of trichotillomania: a psychometric evaluation of hair-pulling scales. Psychopathol Behav Assess. 2005;27(3):169–78.

31. Keuthen NJ, Flessner CA, Woods DW, et al. Trichotillomania Learning Center Scientific Advisory Board. Factor analysis of the Massachusetts General Hospital Hairpulling scale. J Psychosom Res. 2007;62(6):707–9.

32. Woods DW, Houghton DC. Diagnosis, evaluation, and management of trichotillomania. Psychiatr Clin North Am. 2014;37(3):301–17.

33. Jafferany M, Patel A. Therapeutic aspects of trichotillomania: a review of current treatment options. Prim Care Companion CNS Disord. 2018;20(6):18nr02344. Published 2018 Nov 22.

34. Martín JM, Montesinos E, Cordero P, Gonzalez V, Ramon D. Trichoscopy features of trichotillomania. Pediatr Dermatol. 2019;36(2):265–7.

35. Pereyra AD, Saadabadi A. Trichotillomania. In: StatPearls. Treasure Island: StatPearls Publishing; 2018.

36. Xu L, Liu KX, Senna MM. A practical approach to the diagnosis and management of hair loss in children and adolescents. Front Med (Lausanne). 2017;4(4):112.

37. Bloch MH, Landeros-Weisenberger A, Dombrowski P, Kelmendi B, Wegner R, Nudel J, et al. Systematic review: pharmacological and behavioral treatment for trichotillomania. Biol Psychiatry. 2007;62:839–46.

38. Özcan D, Seçkin D. N-acetylcysteine in the treatment of trichotillomania: remarkable results in two patients. J Eur Acad Dermatol Venereol. 2016;30(9):1606–8.

39. Barroso LAL, Sternberg F, Souza MNIFE, Nunes GJB. Trichotillomania: a good response to treatment with N-acetylcysteine. An Bras Dermatol. 2017;92(4):537–9.

40. França K, Lotti T. N-acetyl cysteine in the treatment of trichotillomania. Dermatol Ther. 2017;30(3) https://doi.org/10.1111/dth.12446.

41. Woods DW, Houghton DC. Diagnosis, evaluation, and management of trichotillomania. Psychiatr Clin North Am. 2014;37(3):301–17.

42. Marouane O, Ghorbel M, Nahdi M, Necibi A, Douki N. New approach to managing onychophagia. Case Rep Dent. 2016;2016:5475462.

43. Bohne A, Keuthen N, Wilhelm S. Pathologic hairpulling, skin picking, and nail biting. Ann Clin Psychiatry. 2005;17:227–32.

44. Halteh P, Scher RK, Lipner SR. Onychophagia: a nail-biting conundrum for physicians. J Dermatolog Treat. 2017;28(2):166–72.

45. Sachan A, Chaturvedi TP. Onychophagia (nail biting), anxiety, and malocclusion. Indian J Dent Res. 2012;23(5):680–2.

46. Pacan P, Reich A, Grzesiak M, Szepietowski JC. Onychophagia is associated with impairment of quality of life. Acta Derm Venereol. 2014;94(6):703–6.

47. Tanaka OM, Vitral RW, Tanaka GY, Guerrero AP, Camargo ES. Nailbiting, or onychophagia: a special habit. Am J Orthod Dentofac Orthop. 2008;134(2):305–8.

48. Bate KS, Malouff JM, Thorsteinsson ET, Bhullar N. The efficacy of habit reversal therapy for tics, habit disorders, and stuttering: a meta-analytic review. Clin Psychol Rev. 2011;31(5):865–71.

49. Flessner CA, Miltenberger RG, Egemo K, et al. An evaluation of the social support component of simplified habit reversal. Behav Ther. 2005;36(1):35–42.

50. Sun D, Reziwan K, Wang J, et al. Auricular acupressure improves habit reversal treatment for nail biting. J Altern Complement Med. 2019;25(1):79–85.

51. Marouane O, Ghorbel M, Nahdi M, Necibi A, Douki N. New approach to managing ony-chophagia. Case Rep Dent. 2016;2016:5475462.

52. Allen KW. Chronic nailbiting: a controlled comparison of competing response and mild aversion treatments. Behav Res Ther. 1996;34:269–72.

53. Kozlowski JT. A non-invasive method for ending thumb and fingersucking habits [letter]. J Clin Orthod. 2007;41:636.

54. Velazquez L, Ward-Chene L, Loosigian SR. Fluoxetine in the treatment of self-mutilating behavior. J Am Acad Child Adolesc Psychiatry. 2000;39:812–4.

55. Leonard HL, Lenane MC, Swedo SE, Rettew DC, Rapoport JL. A double-blind comparison of clomipramine and desipramine treatment of severe onychophagia (nail biting). Arch Gen Psychiatry. 1991;48:821–7.

56. Ghanizadeh A, Derakhshan N, Berk M. N-acetylcysteine versus placebo for treating nail biting, a double blind randomized placebo controlled clinical trial. Antiinflamm Antiallergy Agents Med Chem. 2013;12:223–8.

57. Jafferany M, Khalid Z, McDonald KA, Shelley AJ. Psychological aspects of factitious dis-order. Prim Care Companion CNS Disord. 2018;20(1):17nr02229.

58. Lavery MJ, Stull C, McCaw I, Anolik RB. Dermatitis artefacta. Clin Dermatol. 2018;36(6):719–22.

59. Koblenzer CS, Gupta R. Neurotic excoriations and dermatitis artefacta. Semin Cutan Med Surg. 2013;32(2):95–100.

60. Gieler U, Consoli SG, Tomás-Aragones L, et al. Self-inflicted lesions in dermatology: ter-minology and classification--a position paper from the European Society for Dermatology and Psychiatry (ESDaP). Acta Derm Venereol. 2013;93(1):4–12.

61. Mohandas P, Ravenscroft JC, Bewley A. Dermatitis artefacta in childhood and adolescence: a spectrum of disease. G Ital Dermatol Venereol. 2018;153(4):525–34.

62. Chandran V, Kurien G. Dermatitis Artefacta. In: StatPearls. Treasure Island: StatPearls Pub-lishing; 2020.

63. Mohandas P, Bewley A, Taylor R. Dermatitis artefacta and artefactual skin disease: the need for a psychodermatology multidisciplinary team to treat a difficult condition. Br J Dermatol. 2013;169(3):600–6.

64. Koblenzer CS. Dermatitis artefacta. Clinical features and approaches to treatment. Am J Clin Dermatol. 2000;1(1):47–55.

65. Chandran V, Kurien G. Dermatitis Artefacta. In: StatPearls. Treasure Island: StatPearls Publishing; 2020.

66. Wong JW, Nguyen TV, Koo JY. Primary psychiatric conditions: dermatitis artefacta, trichotillomania and neurotic excoriations. Indian J Dermatol. 2013;58(1):44–8.

67. Vivekanandh K, Dash G, Mohanty P. Gardner Diamond syndrome: a psychogenic purpura. Indian Dermatol Online J. 2017;8(6):521–2.

68. Jafferany M, Bhattacharya G. Psychogenic Purpura (Gardner-Diamond syndrome). Prim Care Companion CNS Disord. 2015;17(1) https://doi.org/10.4088/PCC.14br01697. Published 2015 Jan 22.

69. Silny W, Marciniak A, Czarnecka-Operacz M, Zaba R, Schwartz RA. Gardner-Diamond syndrome. Int J Dermatol. 2010;49(10):1178–81.

70. Sridharan M, Ali U, Hook CC, Nichols WL, Pruthi RK. The Mayo Clinic experience with psychogenic Purpura (Gardner-Diamond syndrome). Am J Med Sci. 2019;357(5):411–20.

71. Gupta A, Jafferany M. Psychocutaneous disease. In: Sadock BJ, Sadock VA, Ruiz P, editors. Kaplan and Sadock's comprehensive textbook of psychiatry, vol. 1. 10th ed. Philadelphia: Lippincott William & Wilkins; 2000.

72. Block ME, Sitenga JL, Lehrer M, Silberstein PT. Gardner-Diamond syndrome: a systematic review of treatment options for a rare psychodermatological disorder. Int J Dermatol. 2019;58(7):782–7.

73. Silny W, Marciniak A, Czarnecka-Operacz M, Zaba R, Schwartz RA. Gardner-Diamond syndrome. Int J Dermatol. 2010;49(10):1178–81.

74. Ferizi M, Gercari A, Ferizi M. Psychogenic purpura. Postepy Dermatol Alergol. 2019;36(5):643–5.

第十章
皮肤感觉障碍

引言

患者仅有皮肤不适感觉,但不符合任何明确诊断的皮肤病或精神疾病,此时归类于皮肤感觉障碍。这类患者通常会有瘙痒、刺痛、灼热、爬行感或疼痛(痛觉异常)等症状 [1]。与原发性精神疾病类似,临床通常观察不到皮肤感觉障碍的患者存在与皮肤不适感相伴的任何潜在的炎症 [2]。在心身性皮肤病学领域中,这类疾病的病程常为慢性,对其尚缺乏全面的认识,因而对患者的管理比较困难。本章重点介绍了迄今为止学术界对特定的皮肤感觉障碍的认识,以及相应可供选择的治疗方法。

瘙痒和慢性特发性瘙痒

A. 分类
瘙痒是一种常常引发搔抓想法或动作的身体不适感。瘙痒的分类方法很多,目前应用最为广泛的是 Twycross 等提出的分类系统,主要包括 4 类 [3]。感受性瘙痒起源于皮肤,与致痒原(如神经肽、细胞因子和阿片类物质)有关的病理过程引发皮肤炎症或干燥等改变 [4];神经病理性瘙痒源于中枢或外周神经系统的物理损伤过程,如肿瘤或病毒后神经痛等疾病可以造成神经损伤 [3];神经源性瘙痒与此不同,其源于中枢神经系统,但缺乏神经病理的证据,主要由于循环的致痒原导致中枢兴奋或外周感觉过程异常[3];心因性瘙痒包括触觉幻觉和寄生虫妄想,主要受心理因素的影响。

　　B. 瘙痒的病因与病理生理

　　目前已经明确多种介质(如前列腺素、组胺、蛋白酶、神经肽、细胞因子、胆汁酸盐等)均参与瘙痒感觉的触发和加剧。例如,内源性阿片类物质(如内啡肽)作用于外周和中枢后可以引发瘙痒[5]。前列腺素 E-2(PGE-2)被组胺激发时,通过降低瘙痒阈值而增强痒感[6]。研究表明,注射组胺可以引起参与瘙痒活动的下顶叶区域出现预期的活化[7],区域内的神经冲动通过突触传递到运动皮层而引发搔抓的冲动。瘙痒的感知也与压力和抑郁等心理状况有关[8]。精神心理状态可以改变血流动力学,例如血流和体温变化,促进外周释放组胺、神经肽和炎性介质,并降低瘙痒阈值。研究提示抑郁通路的中枢系统阿片类物质水平的升高与瘙痒感知增强有关[9]。

　　瘙痒是皮肤病患者最常见的症状之一,具有多种潜在原因,可分为皮肤性、神经性、医源性或精神病性原因,如表 10.1 所示。由于瘙痒的种类很多,对患者的正确诊断和治疗需要详尽的病史采集和体格检查。仔细的评估和医学检查可以防止误诊的发生,尤其是对容易治疗的瘙痒性疾病,如维生素缺乏或药物毒性引发的瘙痒,更为重要。

表 10.1　瘙痒的分类

瘙痒的类别	举例
瘙痒相关性疾病	慢性淋巴细胞白血病、真性红细胞增多症、恶性黑色素瘤、梅毒、充血性心力衰竭、糖尿病、维生素 B_{12} 缺乏、烟酸缺乏症、黏液水肿、甲状旁腺功能亢进、慢性肾功能衰竭、肝病、获得性免疫缺陷综合征、药物中毒、年老
瘙痒相关性神经疾病	痴呆、多发性硬化症、帕金森病、亨廷顿病、神经纤维瘤、动脉瘤、脑梗死、中枢神经系统肿瘤
瘙痒相关性精神疾病	焦虑障碍、强迫障碍、重性抑郁、精神病

　　需要注意的是,瘙痒也同时是精神病患者的常见症状,多达 42% 的患者可以出现特发性瘙痒,特别是那些情绪冲动性较高以及难以控制愤怒的患者[10]。诊断心因性瘙痒时也应考虑瘙痒的神经源性原因,两者均可以在没有

皮肤损害的情况下出现瘙痒症状。尽管心因性瘙痒和神经性瘙痒的临床表现存在一些共性,但可以根据各自不同的特点进行区分以确诊。神经源性瘙痒常表现为慢性病程,瘙痒的程度/强度更高,单侧或双侧受累,可伴有痛觉异常,感觉障碍和痛觉过敏等感觉异常,同一区域可出现阵发性持续性疼痛,影响睡眠[11]。相反,心因性瘙痒的特征是与精神症状的时间存在相关性,表现为阵发性的加重、突然发作或迅速消失,间隔期无症状[12]。

C. 治疗

了解瘙痒的精神病理生理学机制为选择针对潜在病因的理想的靶向治疗方案提供了依据。用于治疗瘙痒的几类药物,其机制与疗效各有不同。对于伴有潜在焦虑、抑郁和强迫的瘙痒患者,选择性 5- 羟色胺再摄取抑制剂(SSRIs)和三环类抗抑郁药(tricyclic antidepressants, TCAs)都非常有效[13]。

治疗瘙痒的 SSRI 抗抑郁药包括舍曲林、帕罗西汀、氟伏沙明、氟西汀、西酞普兰和艾司西酞普兰。由于 SSRI 作用机制相似,建议选用不良反应较少的西酞普兰和艾司西酞普兰[14]。多塞平(一种 TCA)通过其对组胺受体的高亲和力和拮抗活性,可以成功地治疗瘙痒[15]。研究发现多塞平对伴有风团和瘙痒反应的荨麻疹患者有效[16, 17]。阿米替林也是一种 TCA,止痛效果卓越,可用于治疗伴有疼痛的瘙痒。然而,因为 SSRIs 的不良反应更少且整体疗效更好,TCA 的适用范围相对有限[18]。在非典型抗抑郁药中,米氮平是唯一的去甲肾上腺素能和特异性 5- 羟色胺能抗抑郁药,用于抗抑郁、抗焦虑和止痒。由于其镇静作用,它特别适用于治疗夜间瘙痒的患者。

抗精神病药物,如吡莫齐特、利培酮、奥氮平和喹硫平,可以治疗与组胺无关的妄想或精神病相关瘙痒[19]。为了提高疗效,临床经常会使用抗精神病药物联合其他药物如 SSRI、SNRI 或抗组胺药物治疗妄想或精神病相关的瘙痒患者[15]。

已证明阿片受体系统与瘙痒的发生相关。研究表明,μ 受体拮抗剂纳洛酮和纳曲酮可有效治疗瘙痒。此外,已发现其他药物如布托啡诺(κ 受体激动剂和 μ 受体拮抗剂)和甲基纳曲酮(外周 μ 受体拮抗剂)可以减少与静脉注射吗啡有关的瘙痒[20]。

GABA 能药物如加巴喷丁和普瑞巴林通过调节兴奋性神经递质的释放来治疗瘙痒。此外,加巴喷丁还能抑制 P 物质(一种瘙痒介质)和降钙素相关肽的释放[21]。这些药物可以有效治疗多种类型的瘙痒症,例如结节性痒疹,神经性瘙痒,尿毒症瘙痒和慢性单纯性苔藓。特别是有报道发现普瑞巴林治疗纤维肌痛相关的瘙痒尤其有效[22]。

苯二氮䓬类抗焦虑药物,如阿普唑仑和氯硝西泮,对由应激加重的瘙痒治疗非常有效。特别是对于特应性皮炎和银屑病这类与应激反应相关的疾病,苯二氮䓬类可以有效减少复发[23]。神经激肽受体(NRK)-1 拮抗剂已用于瘙痒的治疗。例如,一项研究调查了 NRK-1 拮抗剂阿瑞匹坦治疗常规止痒方法无效的慢性瘙痒患者的有效性,发现 80% 患者的瘙痒强度有所下降[24]。

瘙痒患者通常合并抑郁和焦虑等精神共病。因此,心理干预可以有效地减轻瘙痒症状并可提高患者的生活质量。让患者了解瘙痒加重的因素,逐渐认知瘙痒引发出的情绪问题,有助于缓解瘙痒。心理学知识的普及和心理治疗技术(认知行为疗法和习惯逆转训练)可以避免持续的瘙痒 - 搔抓循环,从而减少瘙痒的远期并发症。例如,Chida 等通过研究心理干预对特应性皮炎的影响后发现,心理治疗可降低瘙痒的严重程度和强度[25]。

舌痛

舌痛或灼口综合征是以口腔黏膜疼痛和灼烧不适感为主要症状的一种慢性疾病。该病主要影响围绝经期的女性,病因尚不清楚,但可能与神经疾病和 / 或精神疾病有关[26]。患者可能会出现口干、感觉异常以及嗅觉和味觉的改变等。Trikkas 等研究表明,与性别和年龄相匹配的对照组相比,舌痛患者的心理学特点存在显著异常[28]。具体来说,与健康对照组相比,患有这种疾病的人表现得更加内向、敌意和更高水平的神经质[28]。而另一项问卷调查发现,与对照组相比,舌痛患者表现出更加外向的性格和一定程度的述情障碍[29]。需要进一步研究舌痛的发展是否与特定的精神病理有关。其他引起舌痛的潜在原因包括维生素缺乏、念珠菌性舌炎和绝经前后激素水平失衡[30]。

舌痛病程慢性,对患者的整体生活质量造成严重的负面影响,但目前尚无有效的治疗策略,只能对症支持治疗[31]。帮助患者改善生活质量具有挑战性。建议研究者不断加强对舌痛的认知和了解,在照护患者时秉持同理心[32]。对症治疗与稳固的医患关系,对形成面对本病慢性病程的治疗策略具有积极的作用。

外阴痛

外阴痛是一种以特发性慢性外阴疼痛为特征的疾病,进一步分类的依据是:位置(泛发性,局部性或混合性)、是否表现出时间模式、是否为自发性、诱发性或者混合性以及疼痛发作的原因,即原发或者继发[33]。外阴痛越来越常见,但患者因尴尬而害怕寻求治疗,加之医生缺乏足够的知识、在管理患者方面的经验不足,导致真实的发病率被低估[34]。建议医生加强对本病的认识,增加诊治经验,肯定疾病对患者的生活造成的影响和患者的感受,与患者建立起良好的带有同理心的医患关系。已报道与外阴痛相关的几个因素包括心理社会共病、肌肉骨骼受累和神经增生性疾病,表明本病可能包括几个重叠的疾病过程,从而表现出一组不同症状的综合征[35]。由于阴道的某些区域对轻触和盆底肌肉的异常收缩变得敏感,患有外阴疼痛的女性可能存在性功能障碍和人际关系方面的问题[27]。由于缺乏可供排除的器质性病因的诊断依据,一旦考虑外阴痛,治疗医生应进行仔细的体检和病史采集[36]。尽管需要进一步的研究以提出更具体的建议,Goldstein 等的报告仍指出外阴痛的治疗需要多学科的联合,包括局部和口服药物、盆底肌的物理治疗、心理疗法和前庭切除术等对症治疗[37]。

(刘煜译,施为 校)

参考文献

1. Wang E, Koo J, Jafferany M. Cutaneous sensory syndrome: chronic cutaneous dysesthesia. In: Jafferany M, Franca K, editors. Geriatric Psychodermatology. Hauppauge: Nova Publishing Company; 2018. p. 237–42.

2. Nowak DA, Wong SM. DSM-5 update in psychodermatology. Skin Therapy Lett. 2016;21(3):4–7.

3. Twycross R, Greaves MW, Handwerker H, et al. Itch: scratching more than the surface. QJM. 2003;96:7–26.

4. Lerner EA. Chemical mediators of itching. In: Berhard J, editor. Itch: mechanisms and management of pruritus. New York: McGraw-Hill; 1994. p. 23–35.

5. Melo H, Basso L, Iftinca M, et al. Itch induced by peripheral mu opioid receptors is dependent on TRPV1-expressing neurons and alleviated by channel activation. Sci Rep. 2018;8(1):15551. Published 2018 Oct 19.

6. Lovell CR, Burton PA, Duncan EH, Burton JL. Prostaglandins and pruritus. Br J Dermatol. 1976;94(3):273–5.

7. Papoiu AD, Coghill RC, Kraft RA, Wang H, Yosipovitch G. A tale of two itches. Common features and notable differences in brain activation evoked by cowhage and histamine induced itch. NeuroImage. 2012;59(4):3611–23.

8. Evers AW, Schut C, Gieler U, Spillekom-van Koulil S, van Beugen S. Itch management: psychotherapeutic approach. Curr Probl Dermatol. 2016;50:64–70.

9. Gupta MA, Gupta AK, Schork NJ, et al. Depression modulates pruritus perception. A study of pruritus in psoriasis, atopic dermatitis and chronic idiopathic urticaria. Psychosom Med. 1994;56:36–40.

10. Kretzmer GE, Gelkopf M, Kretzmer G, et al. Idiopathic pruritus in psychiatric inpatients: an explorative study. Gen Hosp Psychiatry. 2008;30:344–8.

11. Oaklander AL. Neuropathic itch. In: Carstens E, Akiyama T, editors. Itch: mechanisms and treatment. Boca Raton: CRC Press/Taylor & Francis; 2014. Chapter 7.

12. Misery L, Dutray S, Chastaing M, Schollhammer M, Consoli SG, Consoli SM. Psychogenic itch. Transl Psychiatry. 2018;8(1):52.

13. Sanders KM, Akiyama T. The vicious cycle of itch and anxiety. Neurosci Biobehav Rev. 2018;87:17–26.

14. Shaw RJ, Dayal S, Good J, Bruckner AL, Joshi SV. Psychiatric medications for the treatment of pruritus. Psychosom Med. 2007;69(9):970–8.

15. Jafferany M, Davari ME. Itch and psyche: psychiatric aspects of pruritus. Int J Dermatol.

2019;58(1):3–23.

16. Greeve SL, Reed CE, Schroeter AL. Double blind crossover study comparing doxepin with diphenhydramine for the treatment of chronic urticaria. J Am Acad Dermatol. 1985;12:669–75.

17. Neittaanmaki H, Myohansen T, Fraki JE. Comparison of cinnarizine, cyproheptadine, doxepin and hydroxyzine in the treatment of idiopathic cold urticaria: usefulness of doxepin. J Am Acad Dermatol. 1984;11:483–9.

18. Belinskaia DA, Belinskaia MA, Barygin OI, et al. Psychotropic drugs for the management of chronic pain and itch. Pharmaceuticals (Basel). 2019;12(2):99.

19. Lee HG, Stull C, Yosipovitch G. Psychiatric disorders and pruritus. Clin Dermatol. 2017;35(3):273–80.

20. Dawn AG, Yosipovitch G. Butorphenol for treatment of intractable pruritus. J Am Acad Dermatol 2006; 54: 527–531; Freidmann JD, Dello Buono FA. Opioid antagonists in the treatment of opioid-induced constipation and pruritus. Ann Pharmacother. 2001;35:85–91.

21. Fehrenbacher JC, Taylor CP, Vasko MR. Pregabalin and gabapentin reduce release of substance P and CGRP from rat spinal tissues only after inflammation or activation of protein kinase C. Pain. 2003;105:133–41.

22. Calandre EP, Rico-Villademoros F, Slim M. An update on pharmacotherapy for the treatment of fibromyalgia. Expert Opin Pharmacother. 2015;16:1347–68.

23. Gupta MA, Gupta AK. The use of psychotropic drugs in dermatology. Dermatol Clin. 2000;18:711–25.

24. Duval A, Dubertret L. Apripitant as an antipruritic agent? N Engl J Med. 2009;361:1415–6.

25. Chida Y, Steptoe A, Hirakawa N, et al. The effects of psychological interventions on atopic dermatitis: a systematic review and meta analysis. Int Arch Allergy Immunol. 2007;144:1–9.

26. Liu YF, Kim Y, Yoo T, Han P, Inman JC. Burning mouth syndrome: a systematic review of treatments. Oral Dis. 2018;24(3):325–34.

27. Gupta A, Jafferany M. Psychocutaneous disease. In: Sadock BJ, Sadock VA, Ruiz P, editors. Kaplan and Sadock's comprehensive textbook of psychiatry, vol. 1. 10th ed. Philadelphia: Lippincott William & Wilkins; 2000.

28. Trikkas G, Nikolatou O, Samara C, Bazopoulou-Kyrkanidou E, Rabavilas AD, Christodou-

lou GN. Glossodynia: personality characteristics and psychopathology. Psychother Psychosom. 1996;65(3):163–8.

29. Miyaoka H, Kamijima K, Katayama Y, Ebihara T, Nagai T. A psychiatric appraisal of "glossodynia". Psychosomatics. 1996;37(4):346–8.

30. Ślebioda Z, Szponar E. Burning mouth syndrome - a common dental problem in perimenopausal women. Prz Menopauzalny. 2014;13(3):198–202.

31. Klasser GD, Grushka M, Su N. Burning mouth syndrome. Oral Maxillofac Surg Clin North Am. 2016;28(3):381–96.

32. Bender SD. Burning mouth syndrome. Dent Clin N Am. 2018;62(4):585–96.

33. Stenson AL. Vulvodynia: diagnosis and management. Obstet Gynecol Clin N Am. 2017;44(3):493–508.

34. Edwards L. Vulvodynia. Clin Obstet Gynecol. 2015;58(1):143–52.

35. Pukall CF, Goldstein AT, Bergeron S, et al. Vulvodynia: definition, prevalence, impact, and pathophysiological factors. J Sex Med. 2016;13(3):291–304.

36. Ben-Aroya Z, Edwards L. Vulvodynia. Semin Cutan Med Surg. 2015;34(4):192–8.

37. Goldstein AT, Pukall CF, Brown C, Bergeron S, Stein A, Kellogg-Spadt S. Vulvodynia: assessment and treatment. J Sex Med. 2016;13(4):572–90.

第十一章
皮肤科常用的精神药物的治疗时机与原则

引言

对于心身皮肤病,要根据皮肤病或皮肤问题的具体状况和皮损的类型采取相应的皮肤病的治疗方法,同时还要结合其潜在的精神病理学、继发的精神共病及其严重程度,选择精神病理学的方法予以补充(图 11.1 和图 11.2)。例如,评估焦虑或抑郁症状的严重程度时,可考虑使用量表,如医院焦虑和抑

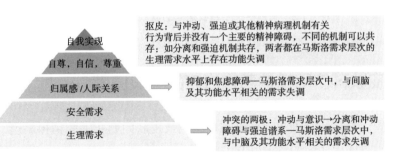

图 11.1 Pio Abreu 认为 [17],马斯洛需求层次的失调与特定的精神病理和大脑分区有关。2018 年的欧洲皮肤病学和精神病学协会主办的国际学术会议上,Ferreira 用广义的概念展示并分析了几种不同的精神共病同时存在于一个自我造成的皮肤损伤的案例

郁量表(HADS),根据评估结果确定治疗策略:当患者的评估分数正常时,不需要精神药物治疗或心理治疗;当评估的焦虑或抑郁分值较低时,可以考虑精神药物治疗,但由临床医生或皮肤科医生进行心理教育并教授简单的认知行为治疗的方法就已足够;当患者可能存在中度至重度的焦虑或抑郁时,必须评估包括自杀意念在内的风险因素,给予精神药物治疗,并考虑结合心理治疗以补充,所有这些,最好由专业的心身皮肤科团队进行[1]。精神药物治疗包括:抗抑郁药用于抑郁、慢性焦虑、强迫谱系以及躯体症状和睡眠障碍;苯二氮䓬类或羟嗪用于急性焦虑和睡眠问题;抗精神病药物用于妄想、冲动和分离障碍;抗癫痫药物对焦虑、睡眠、易激惹有效,还可以作为心境稳定剂[2,3]。

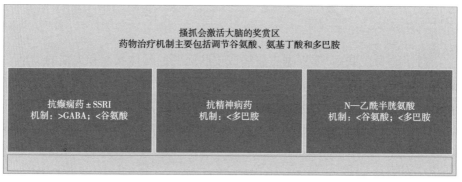

图 11.2 文献中关于自我造成的皮肤损伤的其他治疗方案[10,11,20,21]

皮肤科使用精神药物治疗的一般原则

恰当的管理需要明确与皮肤病或皮肤问题相关的精神病理,考虑不同的心身性皮肤病的特点以及可用的精神药物、其他药物和心理治疗资源。

开始治疗前,必须先确定疾病背后的精神病理[4-8]:

心理生理性疾病(如银屑病和荨麻疹)通常与焦虑和抑郁有关,可导致或加重疾病

心因性瘙痒、外阴痛和舌痛,可能与焦虑、抑郁有关,有些则可能与轻度分离障碍有关

自我造成的皮肤损伤可能与多个精神病理谱系有关,如强迫、焦虑、抑郁、分离

躯体变形障碍(强迫谱系范畴):例如,一些剥脱性痤疮患者

寄生虫妄想,包括 Morgellons 病和 Ekbom 病(精神病范畴)

焦虑是一种常见的共病,分为急性和慢性 [2,9]

- 急性焦虑最长可持续 2 个月,急性和慢性焦虑均可通过心理治疗和 / 或药物治疗获得改善。慢性焦虑需要心理治疗联合药物治疗。
- 心身性皮肤病中的急性焦虑可以选择的治疗包括:

  - 苯二氮䓬类,需要缓慢减量(可以选择地西泮,焦虑反弹风险较小,对躯体症状有益);

  - 羟嗪,具有轻度镇静作用(适用于合并轻微精神病症状者)。
- 心身性皮肤病中的慢性焦虑可以选择的治疗包括:

  - 选择性 5- 羟色胺再摄取抑制剂(SSRI)

抑郁是心身性皮肤病的另一种常见共病,精神药物治疗应遵循以下基本原则 [2,9,10]

- 轻躁狂和躁狂患者应由精神科医生管理,在开始治疗前,应排除这些症状;
- 有自杀意念或精神病症状等危险因素的患者也应由精神科医生管理;
- 当抑郁与自我造成的皮肤损伤和瘙痒有关时,SSRI 是一个不错的选择;
- 当抑郁与皮肤病或相关躯体症状有关时,可选择血清素和去甲肾上腺素再摄取抑制剂(SNRI)
- 治疗反应在 6 ～ 8 周后才能观察到;
- 在治疗开始时可能出现自杀意念的风险;
- 初次诊断抑郁者,抗抑郁药应在出现临床反应后持续服用 6 ～ 9 个月,但如果复发,则应持续更长时间,这取决于每位患者的疾病特点;
- 突然停药后可观察到戒断症状,因此,抗抑郁药应在 2 周内逐渐减量;文拉法辛和帕罗西汀的戒断症状更常见

SSRI 可治疗多种心身性皮肤病, 主要包括 [5,9,10]:

> 在心因性瘙痒、外阴痛、舌痛或其他躯体症状及相关障碍中, 焦虑或抑郁是皮肤出现问题的主要病因

> 心理生理性皮肤病, 如银屑病, 也参与瘙痒的发生机制 (通过调节树突状细胞表面的 5- 羟色胺转运体蛋白)

> 慢性皮肤病可以导致慢性焦虑或抑郁

> 自我造成的皮肤损伤可以是焦虑、抑郁或强迫谱系症状的结果

SSRI 举例, 精神科使用剂量和副作用 [2,9,10]

- 艾司西酞普兰——文献中的剂量范围 (起始剂量和治疗剂量) 为 5 ～ 20mg/d; 副作用及药物相互作用较少; 轻微的镇静作用和性功能障碍; 不会增加体重;

- 氟西汀——文献中的剂量范围 (起始剂量和治疗剂量) 为 10 ～ 80mg/d; 半衰期最长, 因此适用于健忘的患者; 无镇静作用, 有激活效应; 部分患者可出现性功能障碍; 不会增加体重;

- 由于 SSRI 使用初期有可能导致焦虑加重, 并需要 3 ～ 6 周开始起效, 因此可短期联合苯二氮䓬或羟嗪进行治疗;

- 可出现胃肠道症状、出汗增加、性功能障碍。

心身皮肤病中的抗癫痫药物 [3,11,12]

- 加巴喷丁、普瑞巴林和托吡酯有增强 γ- 氨基丁酸 (GABA) 的作用, 比较常用;

- 加巴喷丁和普瑞巴林的主要机制是通过结合突触前神经元的电压门控钙通道, 减少突触前谷氨酸的释放;

- 文献中精神科使用的剂量范围: 普瑞巴林 50 ～ 600mg/d, 加巴喷丁 300 ～ 3 600mg/d, 托吡酯 50 ～ 200mg/d;

- 抗癫痫药应缓慢减量;

- 心身性皮肤病的应用案例：
  - —皮肤感觉障碍：
    - 舌痛；
    - 外阴痛；
    - 头皮感觉障碍；
  - —自我造成的皮肤损伤；
  - —结节性痒疹和慢性单纯性苔藓；
  - —掌跖多汗症；
  - —慢性荨麻疹和与创伤后应激障碍有关的潮红。

抗精神病药物用于不同的精神障碍 [13]

- 寄生虫妄想；
- 与抑郁和强迫相关的精神病性症状（部分患者存在躯体变形障碍）；
- 分离障碍（例如一些自我造成的皮肤损伤患者）；
- 冲动控制障碍（部分抠皮症、拔毛癖的患者）。

抗精神病药物举例，剂量学和副作用 [2,10,13]

- 利培酮——文献中的剂量范围（起始剂量和治疗剂量）为 0.5 ～ 6mg，睡前或分次服用；催乳素水平可能随着利培酮的增加而增加，故可用于评估治疗的依从性；
- 阿立哌唑——文献中的剂量范围（起始剂量和治疗剂量）为每天 5 ～ 30mg；虽然效果稍差，但体重增加的风险较低，镇静作用也较低；与其他抗精神病药物相比，老年人发生脑血管意外的风险较低；
- 抗精神病药物的停药应非常缓慢，至少持续数周；
- 非典型抗精神病药物引起代谢综合征的风险增加，应注意监测；
- 应评估锥体外系症状，特别是应用典型抗精神病药物者；
- 因为有延长 QT 间期的风险，应进行心电图检查，尤其是使用抗精神病药物氟哌利多醇和吡莫嗪。

自我造成的皮肤损伤

包括抠皮症,患者会否认皮损由自伤行为引发。虽然传统上归类于强迫谱系,抠皮需要和许多疾病进行鉴别诊断,具有多种精神病理模式。应除外:痒疹、精神病诊断(如寄生虫妄想)、昆虫或原发性皮肤病(大疱性类天疱疮早期可观察到结节性痒疹样病变;拔毛癖的鉴别诊断包括特殊的脱发模式的斑秃)[14-16]。

抠皮的患者可能存在的精神共病 [4,5]
- 焦虑、抑郁、强迫、分离和 / 或冲动

与焦虑、抑郁、强迫和冲动症状有关的抠皮 [5,11,18,19]
- 如果焦虑或抑郁的程度较轻,认知行为疗法(CBT)会有帮助,而且可以在医院就诊咨询时进行;合并较为严重的焦虑或抑郁症状者需要给予 SSRI 并由训练有素的心理医生进行 CBT;
- 对于强迫症状:应联合使用 SSRI 和 CBT;
- 对于冲动症状:可根据其严重程度考虑 CBT、抗精神病药物(如奥氮平)和 / 或抗癫痫药物;
- 使用如水胶体敷料等合适的敷料进行伤口(继发性皮损)护理,绷带有助于避免皮肤抠挖行为。

与分离机制有关的自我造成的皮肤损伤 [5,19]
- 抗精神病药物的抗焦虑作用对患者有益;
- 应治疗其他精神共病(抑郁、焦虑),患者会觉得医生治疗的重点是皮损对其造成的"心理压力",而不是皮损的起因;
- 皮损是一种"哭泣的求助方式",不建议医患的对抗关系;
- 精神动力学治疗有效,可在后期采用;

- 伤口护理至关重要；此外，包扎是一种很好的诊断和治疗工具，以非评判的方式观察是否还会出现额外的病变。

躯体症状及相关障碍

心因性瘙痒的治疗 [22-25]

- 应排除瘙痒的系统性病因；

- 精神共病也应排除和管理，即焦虑、抑郁、妄想：建议 SSRI、三环类抗抑郁药（多塞平）、利培酮；

- H_1 抗组胺药，即羟嗪，由于其镇静作用，可以起到一定的作用；

- 米氮平属于四环类抗抑郁药，是 H_1 受体拮抗剂和 5- 羟色胺 2 和 3 受体拮抗剂，在皮肤病、恶性肿瘤和心因性瘙痒相关的慢性瘙痒中表现出良好的治疗反应；由于存在代谢综合征的风险，应在治疗之前评估血脂、血糖和肝功能；

- 除非存在精神病理学风险，不建议将所有患者转诊给精神科医生（这将导致患者脱落）；

- 心因性瘙痒可伴有抓挠，此时，药物治疗应包括可调节谷氨酸、GABA 和多巴胺的抗癫痫药、抗精神病药和 N- 乙酰半胱氨酸；

- 皮肤护理至关重要，因为这是患者关注的焦点，可以选择辣椒素乳膏和润肤剂；

- 当只有心理冲突存在时，瘙痒可以与较轻程度的分离障碍相关联，精神动力学治疗将是一个很好的选择。

文献中关于外阴痛的治疗 [10,26]

- 关于心理、社会及性方面的痛苦与外阴痛之间的关系，即孰因孰果，目前仍然存在争议——无论哪种方式，这些因素都必须解决，最好是与心理医生合作；

- 精神药物治疗可以考虑三环类抗抑郁药；

- 抗癫痫药物也是一种选择，可单独使用或与其他精神药物联合使用，取决于临床反应、疾病严重程度和相关的精神病理状况；

- 治疗应考虑到精神共病：例如，SNRI 可能是合并抑郁者的一种选择；
- 应考虑盆底物理治疗。

文献中关于舌痛的治疗 [27-31]
- 谨记需要排除过敏性接触性口炎、自身免疫性疾病、胃食管反流、营养缺乏(硫胺素、核黄素、吡哆醇、叶酸、钴胺素、铁)、甲状腺功能减退
- 可考虑使用氯硝西泮漱口；
- 合并抑郁和 / 或慢性焦虑者：SNRI 或 SSRI 是可选方案；
- 舌痛患者中存在癌症恐惧症的情况并不少见，抗精神病药物可能会有所受益；
- 也可以考虑补充 α- 硫辛酸。

文献列举的可用于治疗舌痛和 / 或外阴痛的精神药物及其副作用 [2,10,26,32]
- 阿米替林：有镇静和性功能的副作用；有体重增加的风险；开始治疗前应进行心电图检查；
- 度洛西汀和文拉法辛：会发生性功能障碍，但不如 SSRI 或阿米替林严重；有激活效应；不会导致体重增加；应监测血压；
- 帕罗西汀：有抗胆碱能作用；可能出现体重增加和性功能障碍；有乳腺癌风险；与其他抗抑郁药相比，在妊娠前 3 个月服用该类 SSRI 的孕妇，其婴儿发生心血管异常的风险增加；
- 普瑞巴林和加巴喷丁：镇静作用；存在性功能障碍和体重增加的可能。

寄生虫妄想

　　包括 Morgellons 病(一种与非生命体有关的妄想)或 Ekbom 综合征(寄生虫妄想)。患者表现为存在一个固定的、错误的信念，认为皮肤中有虫子，对应于躯体型的单一症状性妄想障碍。可以出现自我造成的皮肤损伤，但寄生虫妄想是一个独立的诊断，因为其主要成分是精神病性障碍。应排除寄生虫

妄想的继发病因,包括系统性疾病,如甲状腺疾病、精神分裂症和抑郁的临床表现,以及可能诱发类似症状的药物,如毒品、抗帕金森病治疗,某些抗生素和抗癫痫药以及糖皮质激素[8,33]。

文献中建议的寄生虫妄想的精神药物治疗[33-36]

第二代抗精神病药物,即:

- 利培酮 - 可能的副作用包括头晕和 QT 间期延长;
- 奥氮平 - 代谢副作用风险;

可考虑的其他抗精神病药物:

- 阿立哌唑 - 副作用更少,但临床证据不足;
- 帕利哌酮 - 报告的病例很少;
- 匹莫齐特 - 疗效良好,但安全性较差,即 QT 间期延长风险和锥体外系症状风险增加;
- 喹硫平 - 疗效好,有抗胆碱能作用,可能的副作用是嗜睡和直立性低血压;
- 治疗 1 ~ 2 周后开始见效,更明显的临床改善需要额外的 1 ~ 2 个月;
- 这些患者也可能出现继发的精神共病,包括焦虑和抑郁,也应排除和管理;
- 治疗的重点应在皮肤,向患者介绍治疗对改善皮肤感觉的作用,同时,根据继发皮损(抓痕、糜烂)的状况,进行相应的皮肤治疗与护理。

躯体变形障碍

　　一种以过度的、损害性的先占观念为特征的精神问题,认为自己的身体外观存在缺陷,而实际上该缺陷并不存在或者非常轻微。同时,这些患者为了确认、检查或者试图纠正这些缺陷而表现出重复行为。归类于强迫谱系,尽管有些患者也可能表现出精神病症状(妄想),应加以鉴别以正确治疗[6,38]。

文献建议的躯体变形障碍的治疗[10, 37, 38]
- 多项研究均显示了有效性:

- 氟西汀；

- 氯米帕明；

- 艾司西酞普兰；

- 西酞普兰；

- 临床表现较轻者,认知行为疗法(CBT)或 SSRI 被视为首选；

- 中度或重度临床表现者,推荐 CBT 和 SSRI 联合；

- 指南推荐用于治疗强迫障碍的 SSRI 的剂量通常高于治疗抑郁的剂量；

- SSRI 停药后复发的风险较高；

- 当存在精神病性症状时,应考虑将抗精神病药与 SSRI 联用,作为增效剂,如阿立哌唑、喹硫平、利培酮和奥氮平；

- 建议 N- 乙酰半胱氨酸作为增效剂；

- 躯体变形障碍患者应由精神科医生与接受过 CBT 的心理治疗师或者心身性皮肤病团队管理；

- 患者要求的皮肤治疗、手术和美容干预可能加重患者的精神问题,因此不建议这样做。

总结与反思：精神药物和精神益生菌

　　1908 年,Metchnikoff 首先提出益生菌的概念。从那时起,研究证明了存在着肠 - 脑 - 微生物菌群轴,不仅可以显著地干扰大脑的生理,更可以因此而影响精神病理学机制 [39]。如第 2 章所述。精神益生菌是活细菌或益生元,可调节细菌介导的大脑效应,摄入后对心理健康产生益处,可用于精神障碍的治疗。这是因为这些活细菌产生与抑郁和焦虑机制有关的神经递质,参与大脑和肠道之间的联结 [40, 41]。有趣的是,研究表明乳酸菌可以产生乙酰胆碱,与双歧杆菌一起可以产生 GABA；芽孢杆菌能产生多巴胺和去甲肾上腺素。此外,研究证实包括嗜酸乳杆菌、干酪乳杆菌和两歧双歧杆菌在内的益生菌,对心理应激有治疗作用 [42],显示出与抗抑郁和抗焦虑的精神药物相类似的作用,被视为一类新的精神药物治疗,目前正在研究其作为精神障碍的直接或补充治疗的可能 [43, 44]。综上所述,心身性皮肤病的治疗可以考虑精神益生菌,特别是与焦虑和抑郁有关的心理生理性皮肤病。

（鞠延娇 译，谢志强 校）

参考文献

1. Ferreira BR, Cardoso JC. Herpes and stress. In: França K, Jafferany M, editors. Stress and skin disorders: Springer, Switzerland; 2017. p. 209–25.

2. Kotara S, Magid M, Burrows M. Psychopharmacology in psychodermatology. In: Bewley A, Taylor RE, Reichenberg JS, Magid M, editors. Practical psychodermatology: Wiley, UK; 2014. p. 21–32.

3. Nadkarni S, Devinsky O. Psychotropic effects of antiepileptic drugs. Epilepsy Curr. 2005;5(5):176–81.

4. Ferreira BR, Pio-Abreu JL, Reis JP, Figueiredo A. First psychodermatology clinic in a Portuguese Department of Dermatology. J Eur Acad Dermatol Venereol. 2019;33(3):e119–20.

5. Tomas-Aragones L, Consoli SM, Consoli SG, Poot F, Taube KM, Linder MD, Jemec GB, Szepietowski JC, de Korte J, Lvov AN, Gieler U. Self-inflicted lesions in dermatology: a management and therapeutic approach – a position paper from the European Society for Dermatology and Psychiatry. Acta Derm Venereol. 2017;97(29):159–72.

6. Singh AR, Veale D. Understanding and treating body dysmorphic disorder. Indian J Psychiatry. 2019; 61(Suppl 1):S131–5.

7. Arnold LM, Auchenbach MB, McElroy SL. Psychogenic excoriation. Clinical features, proposed diagnostic criteria, epidemiology and approaches to treatment. CNS Drugs. 2011;15(5):351–9.

8. Ferreira BR, Roccia MG, Cardoso JC, França K, Wollina U, Lotti T, Fioranelli M. History of Morgellons disease: the same name for different psychodermatologic diseases? Wien Med Wochenschr. 2017; 167(Suppl 1):49–51.

9. Rodríguez Martín AM, González PM. Psychotropic drugs in dermatology. Actas Dermosifiliogr. 2015;106(6):507–9.

10. Shah B, Levenson JL. Use of psychotropic drugs in the dermatology patient: when to start and stop? Clin Dermatol. 2018;36(6):748–55.

11. Gupta MA, Pur DR, Vujcic B, Gupta AK. Use of antiepileptic mood stabilizers in dermatology. Clin Dermatol. 2018;36(6):756–64.

12. Gupta MA. Emotional regulation, dissociation, and the self-induced dermatoses: clinical features and implications for treatment with mood stabilizers. Clin Dermatol. 2013;31(1):110–7.

13. Gupta MA, Vujcic B, Pur DR, Gupta AK. Use of antipsychotic drugs in dermatology. Clin Dermatol. 2018;36(6):765–73.

14. Gieler U, Consoli SG, Tomás-Aragones L, Linder DM, Jemec GB, Poot F, Szepietowski JC, de Korte J, Taube KM, Lvov A, Consoli SM. Self-inflicted lesions in dermatology: terminology and classification – a position paper from the European Society for Dermatology and Psychiatry (ESDaP). Acta Derm Venereol. 2013;93(1):4–12.

15. Amber KT, Murrell DF, Schmidt E, Joly P, Borradori L. Autoimmune subepidermal bullous diseases of the skin and mucosae: clinical features, diagnosis, and management. Clin Rev Allergy Immunol. 2018;54(1):26–51.

16. Ferreira BR, Reis JP, Cardoso JC. Dermatopathology and trichotillomania. In: França K, Jafferany M, editors. Trichotillomania (hair pulling disorders): clinical characteristics, psychological interventions and emotional effects: Nova Science Publishers, NY; 2017. p. 35–53.

17. Pio-Abreu JL. Elementos de psicopatologia explicativa. Fundação Calouste Gulbenkian, 2014.

18. Williams C, Garland A. A cognitive–behavioural therapy assessment model for use in everyday clinical practice. Adv Psychiatr Treat. 2002;8(3):172–9.

19. Jafferany M, Kobusiewicz A, Ferreira BR, Garan S, Havryliuk O. Factitious disorders in children: clinical and therapeutic consideration. Dermatol Venereol. 2019;2(84):8–14.

20. Couto JP, Moureira R. Oral N-acetylcysteine in the treatment of obsessive-compulsive disorder. A systematic review of the clinical evidence. Prog Neuro-Psychopharmacol Biol Psychiatry. 2018;86:245–54.

21. Adil M, Amin SS, Mohtashim M. N-acetylcysteine in dermatology. Indian J Dermatol Ve-

nereol Leprol. 2018;84(6):652–9.

22. Reamv BV, Bunt CW, Fletcher S. A diagnostic approach to pruritus. Am Fam Physician. 2011;84(2):195–202.

23. Szepietowski JC, Reszke R. Psychogenic itch management. Curr Probl Dermatol. 2016;50:124–32.

24. Khanna R, Boozalis E, Belzberg M, Zampella JG, Kwatra SG. Mirtazapine for the treatment of chronic pruritus. Medicine (Basel). 2019;6(3). Pii: E73.

25. Misery L, Dutray S, Chastaing M, Schollhammer M, Consoli SG, Consoli SM. Psychogenic itch. Transl Psychiatry. 2018;8(1):52.

26. Lynch PJ, Edwards L. Chronic idiopathic mucocutaneous pain syndromes: vulvodynia, penodynia, and scrotodynia. In: Bewley A, Taylor RE, Reichenberg JS, Magid M, editors. Practical psychodermatology: Wiley, UK; 2014. p. 173–9.

27. Morr Verenzuela CS, Davis MDP, Bruce AJ, Torgerson RR. Burning mouth syndrome: results of screening tests for vitamin and mineral deficiencies, thyroid hormone, and glucose levels-experience at Mayo Clinic over a decade. Int J Dermatol. 2017;56(9):952–6.

28. Bruce A, Torgerson RR, Wriston CC, Gonzalez Santiago TM. Burning mouth syndrome. In: Bewley A, Taylor RE, Reichenberg JS, Magid M, editors. Practical psychodermatology: Wiley, UK; 2014. p. 180–5.

29. Yamazaki Y, Hata H, Kitamori S, Onodera M, Kitagawa Y. An open-label, noncomparative, dose escalation pilot study of the effect of paroxetine in treatment of burning mouth syndrome. Oral Surg Oral Med Oral Pathol Oral Radiol Endod. 2009;107(1):e6–11.

30. Teruel A, Patel S. Burning mouth syndrome: a review of etiology, diagnosis, and management. Gen Dent. 2019;67(2):24–9.

31. Ueda N, Kodama Y, Hori H, Umene W, Sugita A, Nakano H, Yoshimura R. Nakamura. Two cases of burning mouth syndrome treated with olanzapine. Psychiatry Clin Neurosci. 2008;62(3):359–61.

32. Nevels RM, Gontkovsky ST, Williams BE. Paroxetine-the antidepressant from hell? Probably not, but caution required. Psychopharmacol Bull. 2016;46(1):77–104.

33. Lepping P, Freudenmann R, Huber M. Delusional infestation. In: Bewley A, Taylor RE, Reichenberg JS, Magid M, editors. Practical psychodermatology: Wiley, UK; 2014. p. 117–26.

34. Wong JW, Koo JY. Psychopharmacological therapies in dermatology. Dermatol Online J. 2013;19(5):18169.

35. Reich A, Kwiatkowska D, Pacan P. Delusions of Parasitosis: an update. Dermatol Ther (Heidelb). 2019;9(4):631–8.

36. Altınöz AE, Tosun Altınöz Ş, Küçükkarapınar M, Coşar B. Paliperidone: another treatment option for delusional parasitosis. Australas Psychiatry. 2014;22(6):576–8.

37. Phillips KA, Keshaviah A, Dougherty DD, Stout RL, Menard W, Wilhelm S. Pharmacotherapy relapse prevention in body dysmorphic disorder: a double-blind, placebo-controlled trial. Am J Psychiatry. 2016;173(9):887–95.

38. Dong N, Nezgovorova V, Hong K, Hollander E. Pharmacotherapy in body dysmorphic disorder: relapse prevention and novel treatments. Expert Opin Pharmacother. 2019;20(10):1211–9.

39. Bambury A, Sandhu K, Cryan JF, Dinan TG. Finding the needle in the haystack: systematic identification of psychobiotics. Br J Pharmacol. 2018;175(24):4430–8.

40. Sarkar A, Lehto SM, Harty S, Dinan TG, Cryan JF, Burnet PWJ. Psychobiotics and the manipulation of bacteria-gut-brain signals. Trends Neurosci. 2016;39(11):763–81.

41. Long-Smith C, O'Riordan KJ, Clarke G, Stanton C, Dinan TG, Cryan JF. Microbiota-gut-brain axis: new therapeutic opportunities. Annu Rev Pharmacol Toxicol. 2020;60:477–502.

42. Colica C, Avolio E, Bollero P, Costa de Miranda R, Ferraro S, Sinibaldi Salimei P, De Lorenzo A, Di Renzo L. Evidences of a new psychobiotic formulation on body composition and anxiety. Mediat Inflamm. 2017;2017:5650627.

43. Dinan TG, Stanton C, Cryan JF. Psychobiotics: a novel class of psychotropic. Biol Psychiatry. 2013;74(10):720–6.

44. Ansari F, Pourjafar H, Tabrizi A, Homayouni A. The effects of probiotics and prebiotics on mental disorders: a review on depression, anxiety, Alzheimer, and autism spectrum disorders. Curr Pharm Biotechnol. 2020.

第十二章
心身性皮肤病应用心理治疗的原则

成功地治疗心身性皮肤病患者需要适当地认识和理解心理暗示、职业背景以及社会因素对病情的影响。每个心身性皮肤病患者都有独特的故事和病史,医患沟通过程中共情对话非常重要,有助于发现患者皮肤问题的病理学原因。通过这种非药物治疗联合传统的治疗方案,谨慎、个性化的安抚与信任有助于加强并促进真正的整体照护的建立。本章讨论了心身性皮肤病学中常用的特定心理治疗方法。但在治疗前,评估患者是否信任医生、并愿意接受治疗非常重要。在皮肤科,心理治疗的适应证包括:慢性或急性应激导致的疾病相关症状的恶化,继发的社交回避和焦虑加重,怀疑可能存在躯体变形障碍,以及观察到患者存在人为造成的皮损或自伤行为 [1]。

认知行为疗法

认知行为疗法(cognitive behavioral therapy,CBT)旨在发现和挑战可能导致疾病进展的个体和社会的消极思维模式。通过识别和改变患者日常生活中存在的障碍性思维,CBT 可以帮助患者的行为和情绪反应发生积极的变化。例如,该疗法可以针对焦虑和抑郁等不良行为或精神状况进行治疗。特定的思维转化为情绪、情绪导致行为,通过改变这一机制从而实现心理状况的改善。由于每位患者的特点和整体疾病的严重程度不同,疗程长短可能相差很大。对于因情绪激动或生活压力触发或加剧的特定的心理生理性皮肤病,CBT 治疗有效。此外,它还可以改善因可见的皮肤病变引起的继发性精神问题。对于缺乏有效治疗方法或者治疗后会产生严重不良后果的疾病,可以选择 CBT。通过纠正异常思维的过程并逐渐减少其发生的频率,患者接受和应对疾病长期存在的能力得以提高。

CBT 成功治疗多种疾病的文献证据越来越多。例如,在特应性皮炎患者中,Hedman-Lagerlöf 等解释了基于暴露 CBT 的潜在疗效,治疗后患者的主观症状和总体焦虑的水平得以显著缓解,但抑郁或生活质量方面没有明显改善 [2]。已经开发出网络版的 CBT,并证明有效。例如 Bundy 等发现一个针对银屑病患者的网络版 CBT 项目节省了治疗师和咨客的时间,经济优势明显,患者的病耻感降低 [3]。此外,以互联网为基础的 CBT 干预,为抠皮症患者提供了有用信息和特殊的练习方法 [4]。一些随机对照试验表明,该疗法在显著降低银屑病患者的整体疾病严重程度以及抑郁和焦虑方面有效 [3,5-7]。

习惯逆转训练

CBT 主要用于治疗心理生理性皮肤病和继发性精神问题,与之相比,对于原发性精神障碍患者,习惯逆转训练(habit reversal training, HRT)治疗最为有效。例如,聚焦于躯体的重复性行为(BFRBs),像抠皮肤、拔头发、啃指甲等属于强迫及相关障碍(OCRDs)范畴的精神疾病,可以通过 HRT 来治疗。HRT 的主要步骤包括产生意识、放松训练和培养对抗反应。产生意识阶段至关重要,因为患者必须更加注意自己的习惯,才能着手去除。使用自我监测表是一种有效的方法,让患者反思作出无用行为的冲动,包括时长、常见部位、可能的触发因素。然后,患者练习放松技能,通过特殊呼吸练习使肌肉紧张得到缓解,有助于抑制强烈的无用行为的冲动。最后,在培养对抗反应时,教会患者用另一种危害程度小且适当的行为取代无用行为。例如,可以教会有拔毛癖的人在他们预期要发生或经历无用的冲动 / 行为时,紧握拳头或者捏橡皮球。

越来越多的文献提供了 HRT 成功治疗患者的证据。例如,Teng 等发现与对照组相比,HRT 治疗抠皮症后皮损明显减少 [8]。另外,Twohig 等报道,

HRT 适合治疗慢性啃甲，治疗后指甲的长度与对照组相比更长 [9]。在另一项评估 HRT 对拔毛癖儿童和青少年疗效的研究中，Rahman 等发现，尽管在 1 个月和 3 个月的随访中应答者数量有所减少，但患者拔毛的严重程度显著降低 [10]。这可能意味着像拔毛癖这样的 BFRBs 治疗需要继续随访，以防止复发。在 HRT 的初始阶段，已证明联合应用意识训练和监测设备的方法有效。特别是，Himle 等在使用 HRT 治疗的同时结合了一种意识监测提升装置，通过患者自我报告和医生采取量表评估两种方法，均证实患者拔毛症状发生显著改善 [11]。该设备监测拔毛行为的频率，并在用户手与头接触时发出警示。

心身性皮肤病的患者通常在咨询心理专家前会先到皮肤科就诊，而且许多人可能拒绝转诊到心理科的建议 [12]。因此，皮肤科医生熟悉 BFRBs 等疾病的有效治疗方法非常重要，可以减少患者因疾病而导致的生活质量下降。然而，尽管 HRT 是一种有效治疗方法，只有少数皮肤科医生真正了解其工作原理 [13]。

在心身性皮肤病中，HRT 主要用于治疗原发性精神疾病，但涉及习惯性重复行为的其他疾病也可以作为治疗目标。例如，该疗法通过打破使皮损加重的瘙痒 - 搔抓循环，成功用于减轻特应性皮炎患者的瘙痒症状 [14]。例如，在一项随机对照研究中，Norén 等发现 HRT 联合强效糖皮质激素对特应性皮炎患者进行治疗，与对照组相比，疗效显著 [15]。Melin 等进行的另一项类似研究发现，与单独外用氢化可的松乳膏相比，联合 HRT 与使用乳膏可以显著减少抓挠症状 [16]。

正念治疗

结合正念的原则的治疗，目的是减轻与疾病精神病理有关的心理痛苦。通过练习可以让患者对"现时"的认识更加清晰，他或她可以开始接受当下的现状，缓解不当的焦虑导致的不当行为，进而开始观察真正的、想要的改变。这种疗法既可以通过冥想的过程，也可以在日常活动中应用，比如吃饭和散步。对于心理生理性疾病，应激等情绪状态可能引发或加重疾病，正念治疗极为适用。通过练习，个体逐渐意识到有害的思维过程不利于病情，因而可以辅助药物治疗。例如,一项研究调查基于正念的心理治疗辅助银屑病治疗的效果,结果发现接受正念治疗组的银屑病患者的生活质量和症状严重程度均有显著改善 [17]。另一项对于皮肤病患者正念和心理痛苦相关关系的研究中,研究者发现,意识(或正念)是痛苦最为一致的预测因素(负相关) [18]。由于正念应用在心身性皮肤病治疗中的研究数量较少,因此有必要更加深入、更加全面地观察正念的效果。

催眠疗法

催眠疗法使用特定方法诱导意识状态转变,这时个体不再被周围的事物束缚或分心。达到这种心理状态后,治疗者可通过口头命令或者暗示,指引个体的情绪和行为。在皮肤病学中,通过催眠进入恍惚的方法,可以减少瘙痒、疼痛,并通过改变与皮肤病相关的有害的思维过程,减轻个体的社会心理痛苦 [19]。尽管这是一种有趣的治疗方法,但人们对其在医学中的实际应用却知之甚少。对于催眠治疗的越来越多的关注和研究,提示对于人类心理以及心理在疾病治疗中可能的重要作用方面,我们的认知还存在着巨大的局限。文献对于催眠疗法在心身性皮肤病治疗中的证据仍然较少。在疼痛、瘙痒和继发性焦虑治疗方面,催眠治疗的结果令人鼓舞。例如,一项对烧伤患者进行 4 次催眠的研究发现,疼痛程度和疼痛相关的焦虑显著降低 [20]。Ardigo 等注意到,4 次催眠后疼痛强度和抑郁评分降低,但在 3 个月的随访时分值不再下降,提示可能需要持续治疗来维持预期结果 [21]。这些研究提示催眠在皮肤感觉综合征,如慢性特发性瘙痒、外阴痛和舌痛等疾病的治疗中,具有潜在的应用前景。

生物反馈

生物反馈的原理是通过观察失调的生理功能,提高我们对日常无意识行为或情绪状态的识别 [22]。目前常用的生物反馈方法包括肌电反馈、皮温反馈、呼吸质量反馈和心率反馈[23]。通过用不同方式测量生理反应,医生能更好地了解患者在其疾病过程中的重要的心理生理特点。通过识别这些反应,医生可以引入技术,训练个体产生新的反馈环路,从而重新控制生理反应[24]。通过多个阶段的持续应用,患者逐渐可以自我调节其生理过程而不再需要治疗师的监督与帮助。

大量文献记录了应用生物反馈治疗多种疾病,如尿失禁[25, 26]和偏头痛[27, 28]。现有证据表明心理生理性疾病是生物反馈治疗的主要目标。例如,Piaserico 等联合应用生物反馈、CBT 与窄波 UVB 治疗银屑病,患者疾病的严重程度和生活质量获得显著改善[29]。具体来讲,研究人员应用了多种生物反馈模式,包括肌电、肌张力、汗腺活动、外周血流、呼吸和心率的变化,达到干预的目的[27]。此外,Duller 等证实生物反馈能用于减少多汗患者的过度出汗,并提出放松是治疗多汗的首要目标。同样,另一项结合生物反馈辅助认知意象放松治疗的研究发现,经过 6 周 12 次治疗后,痤疮的严重程度显著降低[28]。另外,研究证实基于生物反馈的训练具有减轻压力的潜能,值得在心身性皮肤病的治疗中进一步探索和应用。一项研究生物反馈对应激的影响[29],发现与对照组相比,治疗后,大脑中与应激反应和应对技能相关的物质水平显著增加。痤疮、银屑病和特应性皮炎等疾病中,应激在疾病的进展和恶化中起着重要作用,上述研究为生物反馈的进一步应用提供了巨大支持。

(田亚平 译,张海萍 校)

参考文献

1. Harth W, Gieler U, Kusnir D, Tausk FA. Clinical management in dermatology: Springer Science & Business Media; Berlin Heidelberg: Springer-Verlag; 2009.

2. Hedman-Lagerlöf E, Bergman A, Lindefors N, Bradley M. Exposure-based cognitive behavior therapy for atopic dermatitis: an open trial. Cogn Behav Ther. 2019;48(4):300–10.

3. Bundy C, Pinder B, Bucci S, Reeves D, Griffiths CEM, Tarrier N. A novel, web-based, psychological intervention for people with psoriasis: the electronic targeted intervention for

psoriasis (eTIPs) study. Br J Dermatol. 2013;169:329–36.

4. Gallinat C, Moessner M, Haenssle HA, Winkler JK, Backenstrass M, Bauer S. SaveMyS-kin: an internet-based self-help intervention for skin picking. Study protocol for a random-ized pilot study. Contemp Clin Trials Commun. 2018;13:100315. Published 2018 Dec 10.

5. Piaserico S, Marinello E, Dessi A, Linder MD, Coccarielli D, Peserico A. Efficacy of bio-feedback and cognitive-behavioural therapy in psoriatic patients: a single-blind, randomized and controlled study with added narrow-band ultraviolet B therapy. Acta Derm Venereol. 2016;96:91–5.

6. Zachariae R, Øster H, Bjerring P, Kragballe K. Effects of psychologic intervention on psori-asis: a preliminary report. J Am Acad Dermatol. 1996;34:1008–15.

7. Fortune DG, Richards HL, Griffiths CEM, Main CJ. Targeting cognitive-behaviour therapy to patients' implicit model of psoriasis: results from a patient preference controlled trial. Br J Clin Psychol. 2004;43:65–82.

8. Teng EJ, Woods DW, Twohig MP. Habit reversal as a treatment for chronic skin picking: a pilot investigation. Behav Modif. 2006;30(4):411–22.

9. Twohig MP, Woods DW, Marcks BA, Teng EJ. Evaluating the efficacy of habit reversal: comparison with a placebo control. J Clin Psychiatry. 2003;64(1):40–8.

10. Rahman O, McGuire J, Storch EA, Lewin AB. Preliminary randomized controlled trial of habit reversal training for treatment of hair pulling in youth. J Child Adolesc Psychophar-macol. 2017;27(2):132–9.

11. Himle JA, Bybee D, O'Donnell LA, et al. Awareness enhancing and monitoring device plus habit reversal in the treatment of trichotillomania: an open feasibility trial. J Obsessive Compuls Relat Disord. 2018;16:14–20.

12. Aguilar-Duran S, Ahmed A, Taylor R, et al. How to set up a psychodermatology clinic. Clin Exp Dermatol. 2014;39(5):577–82.

13. Dunbar AB, Magid M, Reichenberg JS. Habit reversal training for body-focused re-petitive behaviors: a practical guide for the dermatologist. G Ital Dermatol Venereol. 2018;153(4):557–66.

14. Bewley A. Habit reversal therapy quickly and significantly contributes to the management of children with atopic eczema. Br J Dermatol. 2018;178(3):584–5.

15. Norén P, Hagströmer L, Alimohammadi M, Melin L. The positive effects of habit reversal treatment of scratching in children with atopic dermatitis: a randomized controlled study. Br J Dermatol. 2018;178(3):665–73.

16. Melin L, Frederiksen T, Noren P, Swebilius BG. Behavioural treatment of scratching in patients with atopic dermatitis. Br J Dermatol. 1986;115(4):467–74.

17. Fordham B, Griffiths CE, Bundy C. A pilot study examining mindfulness-based cognitive therapy in psoriasis. Psychol Health Med. 2015;20(1):121–7.

18. Montgomery K, Norman P, Messenger AG, Thompson AR. The importance of mindfulness in psychosocial distress and quality of life in dermatology patients. Br J Dermatol. 2016;175(5):930–6.

19. Shenefelt PD. Use of hypnosis, meditation, and biofeedback in dermatology. Clin Dermatol. 2017;35(3):285–91.

20. Jafarizadeh H, Lotfi M, Ajoudani F, Kiani A, Alinejad V. Hypnosis for reduction of background pain and pain anxiety in men with burns: a blinded, randomised, placebo-controlled study. Burns. 2018;44(1):108–17.

21. Ardigo S, Herrmann FR, Moret V, et al. Hypnosis can reduce pain in hospitalized older patients: a randomized controlled study. BMC Geriatr. 2016;16:14.

22. Schoenberg PL, David AS. Biofeedback for psychiatric disorders: a systematic review. Appl Psychophysiol Biofeedback. 2014;39(2):109–35.

23. McKee MG. Biofeedback: an overview in the context of heart-brain medicine. Cleve Clin J Med. 2008;75(Suppl 2):S31–4.

24. Schwartz GE. Biofeedback and the behavioral treatment of disorders of disregulation. Yale J Biol Med. 1979;52(6):581–96.

25. Özlü A, Yıldız N, Öztekin Ö. Comparison of the efficacy of perineal and intravaginal biofeedback assisted pelvic floor muscle exercises in women with urodynamic stress urinary incontinence. Neurourol Urodyn. 2017;36(8):2132–41.

26. Ong TA, Khong SY, Ng KL, et al. Using the Vibrance Kegel device with pelvic floor muscle exercise for stress urinary incontinence: a randomized controlled pilot study [published correction appears in Urology. 2017 Jan;99:294]. Urology. 2015;86(3):487–91.

27. Piaserico S, Marinello E, Dessi A, Linder MD, Coccarielli D, Peserico A. Efficacy of bio-

feedback and cognitive-behavioural therapy in psoriatic patients A single-blind, randomized and controlled study with added narrow-band ultraviolet B therapy. Acta Derm Venereol. 2016;96(217):91–5.

28. Hughes H, Brown BW, Lawlis GF, Fulton JE Jr. Treatment of acne vulgaris by biofeedback relaxation and cognitive imagery. J Psychosom Res. 1983;27(3):185–91.

29. Kotozaki Y, Takeuchi H, Sekiguchi A, et al. Biofeedback-based training for stress management in daily hassles: an intervention study. Brain Behav. 2014;4(4):566–79.

附录

心身性皮肤病常见症状

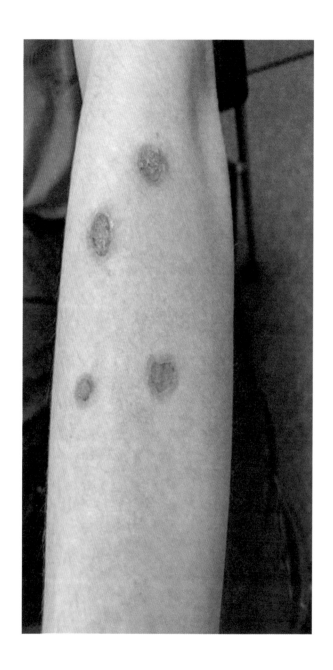

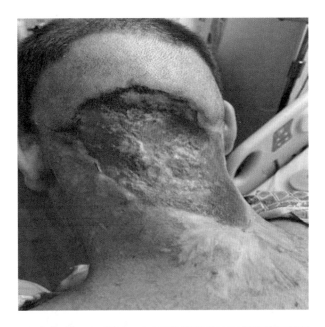

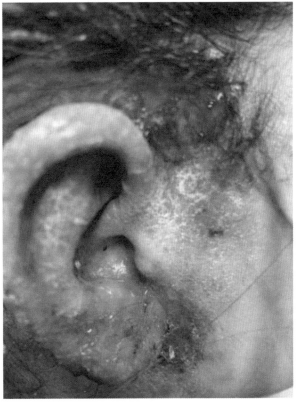

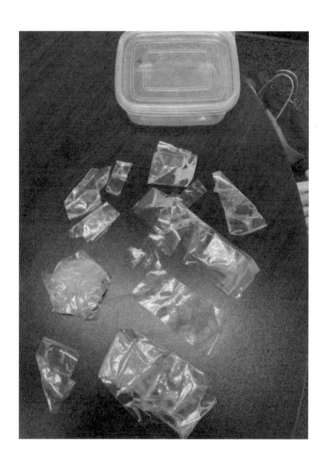

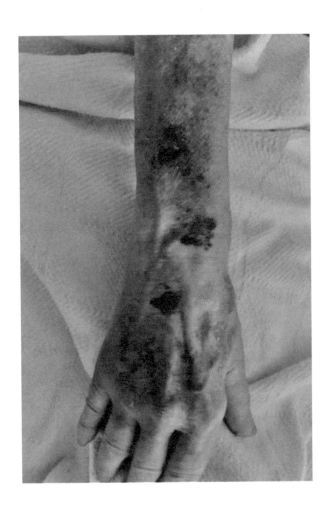

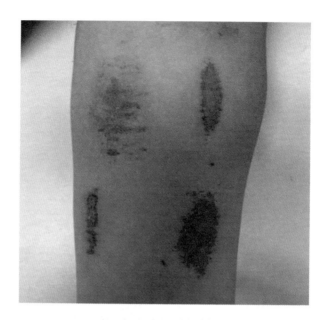

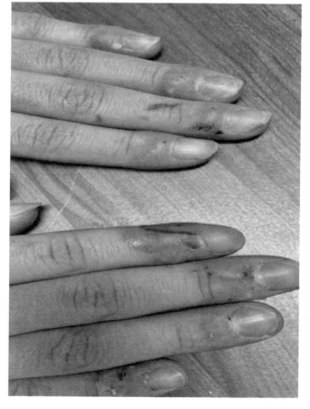

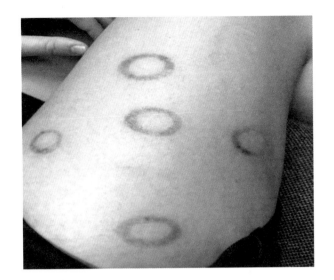

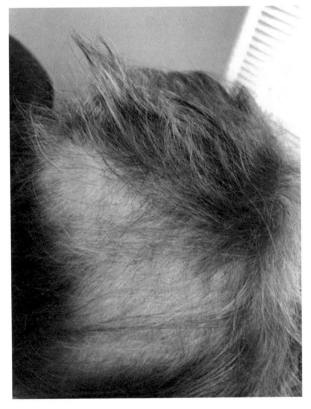

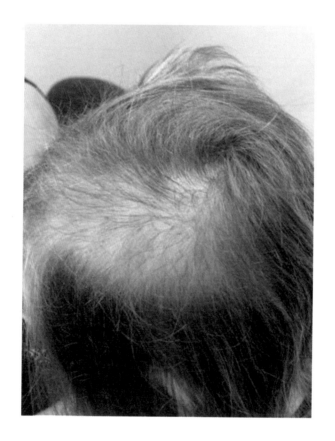

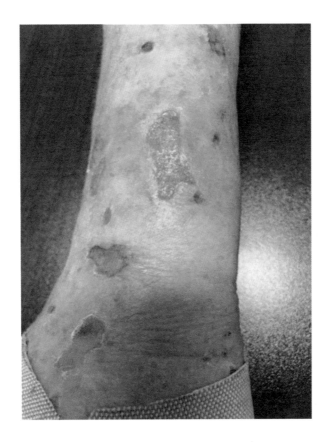

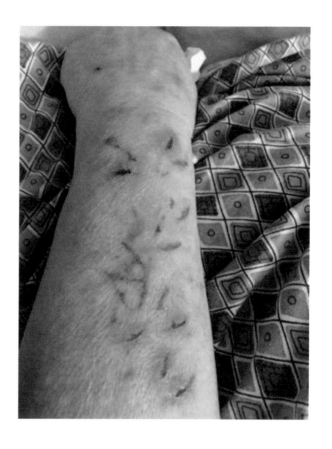

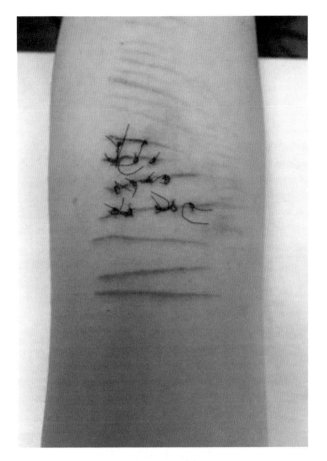

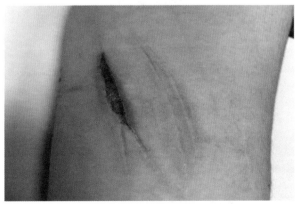

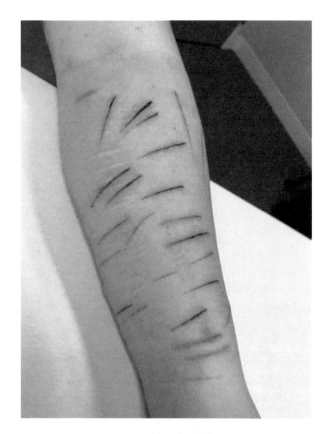

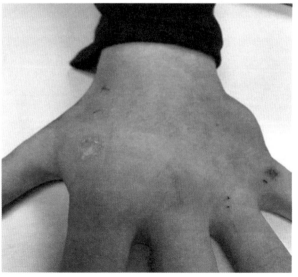

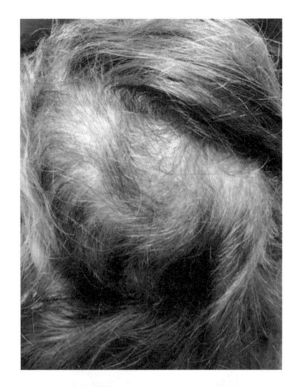

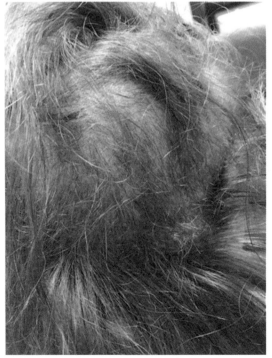

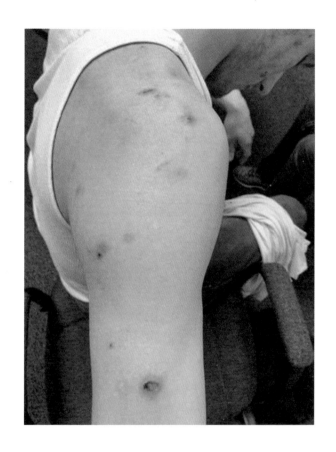